Paul Friedl

Gute und bewährte Mittel und Bräuch aus Großmutters Zeit

Vom Gesundbleiben und Gesundwerden

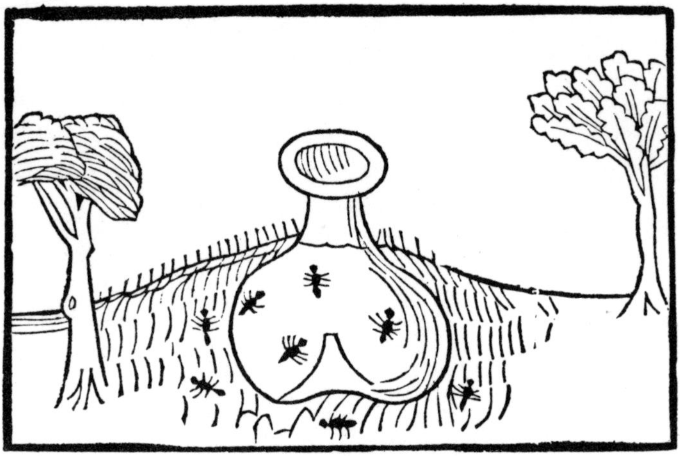

Ein Band der Reihe
»Rosenheimer Raritäten«

rosenheimer
raritäten

Paul Friedl

Gute und bewährte Mittel und Bräuch aus Großmutters Zeit

Vom Gesundbleiben und Gesundwerden

Rosenheimer

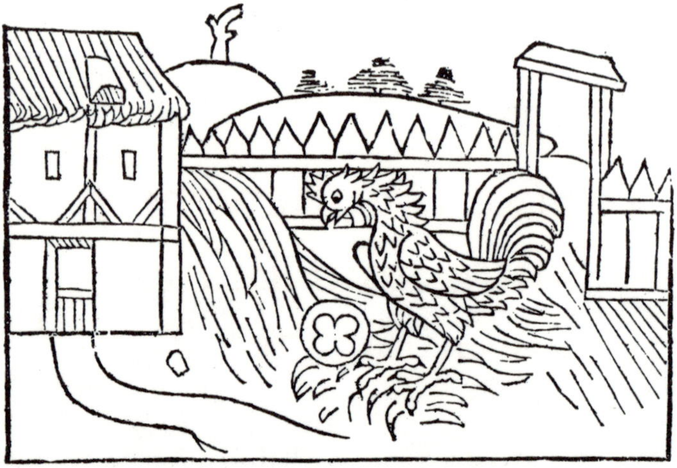

Inhalt

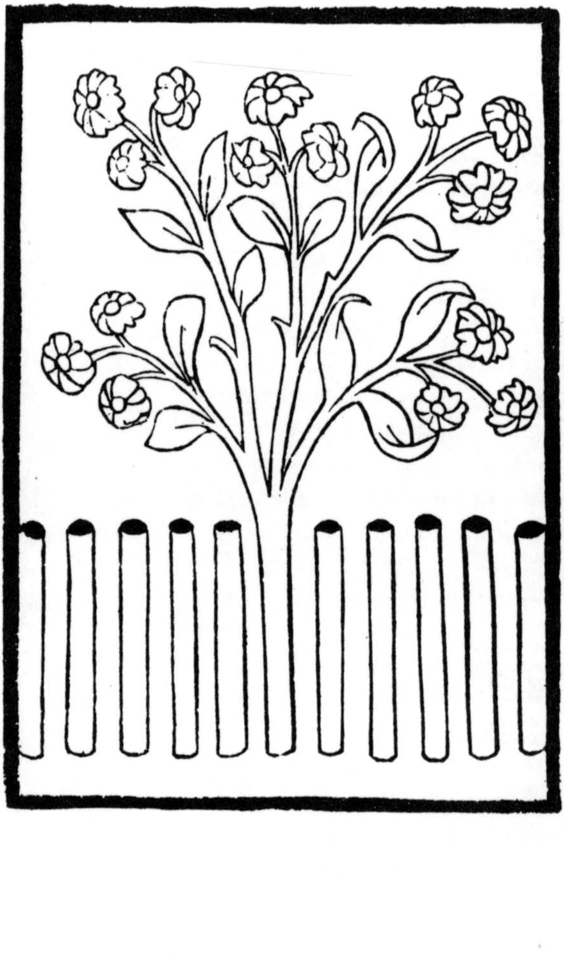

Ein Wort voraus

Wer gern an die Gesundheit denkt,
dem wird im Leben viel geschenkt.
Sein Körper weiß ihm dafür Dank,
und er wird auch nicht so oft krank.
Doch bist du krank, greif nicht zu früh
nach all den Mitteln der Chemie;
denn oftmals hilft schon eine Kur
mit guten Mitteln der Natur.
Bei Fieber, Schmerz, der zuckt und zieht,
da weißt du selbst nicht, was dir blüht;
da hol den Arzt zur rechten Zeit,
er weiß am ehesten Bescheid.

Wenn wir diesen gereimten Ratschlag aus einem alten Straubinger Bauernkalender unserem Buch als Einführung voranstellen, so deshalb, weil er kurz und bündig alles sagt, was schon unsere Vorfahren zum Gesundbleiben und Gesundwerden beachteten und worauf es auch uns in folgenden Ausführungen ankommt.

Was hier an guten, bewährten Mitteln, Bräuchen und Ratschlägen zusammengetragen ist, stammt aus der oft jahrhundertealten Erfahrung des Volkes bzw. seiner Heilkunde und wurde in Wert und Wirkung immer wieder bestätigt.

Diese Lebensregeln und Hilfen, welche die Natur dem Menschen anbietet, sind zwar auch heute noch ebenso gültig, werden da und dort von der bäuerlichen Bevölkerung noch angewandt, sind aber ansonsten – sehr zu Unrecht – meist in Vergessenheit geraten.

Nicht alles haben die Erkenntnisse unserer Zeit überholt, wie viele glauben. Freilich ist es bequemer, bei jedem Schmerz gleich zur Tablette zu greifen, ob es aber auf die

Dauer wirksamer und für den Organismus gesünder ist, das bleibt mit Recht dahingestellt.

Vieles von dem, was früher als selbstverständlich zum Tagesablauf und Leben gehörte, wird übrigens heute, wenn auch oft in veränderter Form, wiederentdeckt. So sorgte zum Beispiel das dörfliche Spiel nach der anstrengenden Arbeit der Woche für den nötigen Ausgleich, den unsere Zeit durch sportliche Betätigung erreichen will. Niemand wird dagegen etwas einzuwenden haben, doch mutet man durch falschen Ehrgeiz dem Körper nicht selten mehr zu, als er vertragen kann.

Großvater und Großmutter waren dagegen keine Gesundheitsfanatiker, sondern besonnene und praktisch denkende Leute, die ihre Lebensweise vernünftig regelten. Ihre Lebensumstände duldeten keine Verweichlichung, brauchten aber auch keine unpassende Abhärtung. Sie waren mit der Natur noch so eng verbunden, daß sie diese in Anspruch nehmen konnten, wenn es nötig war. Rebellierten etwa nach einem zu reichlichen Essen Magen und Darm oder brachte naßkaltes Wetter Husten und Schnupfen mit sich, behalfen sie sich mit einem Hausmittel und behelligten nicht schon am ersten Tag den Doktor. Unsere Voreltern wußten aber auch meist ganz richtig, wann es Zeit war, zum Arzt zu gehen. Ihre berechtigte Angst galt vor allem den Erkrankungen der Lunge und inneren Geschwülsten.

Zu den Landärzten, die den Mitteln und Bräuchen der Alten sehr aufgeschlossen gegenüber standen, zählte auch Dr. Voll. Er ist 1865 in Würzburg geboren, praktizierte in Rügland und Weismain und kam schließlich nach Furth im Wald. Dieser Arzt verordnete seinen Patienten nicht nur oft Hausmittel, Kräutertees und Tinkturen, statt gleich zum Rezeptblock zu greifen, sondern gab auch ein Büchlein heraus, – einige Auszüge sind in unserem Buch aufgenommen –, in dem er seine Kenntnisse und Erfahrungen in der Volks- und Naturheilkunde niederlegte.

Sein guter Rat lautete: Die Natur gibt uns Mittel, Krankheiten zu heilen oder besser gar nicht erst an einen herankommen zu lassen. Daran will auch dieses Buch wieder erinnern. Daß es bei ernsten Erkrankungen den Arzt nicht ersetzen kann und soll, versteht sich eigentlich von selbst.

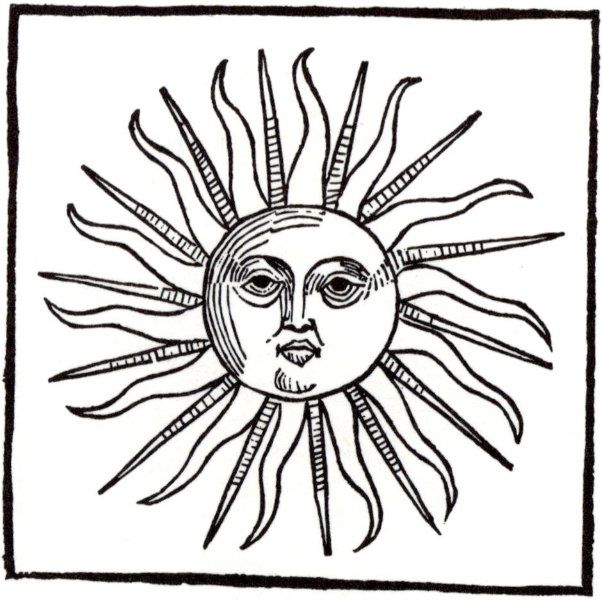

Vom Gesundbleiben

Der geregelte Alltag

Eile mit Weile!

Dieses alte Sprichwort gilt es gerade heute wieder zu beachten, wo sich kaum mehr ein Mensch der Hektik des modernen Lebens entziehen kann. Ihr entgegenzuarbeiten und trotzdem den geforderten Ansprüchen gerecht zu werden, sollte man sich an folgende Ratschläge unserer Vorfahren erinnern:

Gib deinem Tagesablauf von vornherein Regelmäßigkeit und deinem Körper und Geist Rhythmus, dann bleibst du gesund. Laß dich aber nicht gehen und übertreibe nichts. Plane und überlege deinen Tagesablauf, und zwar auch an arbeitsfreien Tagen; Zufall und Unvorhergesehenes können ihn zwar ändern, sollten ihn jedoch nicht völlig umwerfen.

Spring am Morgen, auch wenn es eilt, nicht gleich aus dem Bett, denn eine Minute zählt nicht. Strecke vielmehr erst die Arme gegen die Zimmerdecke, ziehe die Beine an und dehne sie wieder; mache den Brustkorb weit und bleibe etwa zehn Sekunden ohne zu atmen liegen, dann hole tief Luft. Versuche die Bauchdecke ebenfalls zehn Sekunden zu bewegen und wiederhole die ganze Übung.

Nach Verlassen des Betts lockere die Schultern und schüttle die Arme. Gesicht und Arme wasche Sommer wie Winter kalt, im Sommer auch den Oberkörper, im Winter nur, wenn du angewärmtes Wasser hast. Gurgle und spüle die Mundhöhle mit kaltem Kamillentee.

Rauche nie vor dem Frühstück. Willst du aber deinem Magen etwas Gutes tun, dann trinke nüchtern ein Likörgläschen voll Rotwein oder dieselbe Menge Wasser mit zehn Tropfen Arnikatinktur.

Beim Frühstück meide im allgemeinen das Fett oder genehmige dir höchstens ein dünn bestrichenes Butterbrot, verzichte aber nicht auf Zucker, Honig oder Marmelade. Ansonsten ist dem körperlich Arbeitenden mehr Fett erlaubt, dem geistig Schaffenden und Büroarbeiter mehr Zukker und Süßigkeit. – Letzterer sollte auch vor Beginn der Arbeit mindestens zweihundert Schritte laufen. Anregend für den Geist wirkt am Frühstückstisch eine Unterhaltung über den vergangenen und den kommenden Tag, wobei es nicht schadet, wenn sie unangenehme Dinge in Erinnerung bringt.

Die Tagesarbeit beginne man mit Bedacht und Überlegung, denn Körper und Geist benötigen eine gewisse Anlaufzeit. Andererseits sollte man nach Ende der Arbeit auch nicht hektisch nach Hause rennen, sondern sich Zeit lassen. Körper und Geist stellen sich dabei auf den Feierabend ein und bauen Mißmut, Ärger und Anstrengungen des Tages ab.

Ein zweites Frühstück oder eine Brotzeit steht nur dem Schwerarbeiter zu, der andere sollte seinen Hunger bis zur Hauptmahlzeit vergessen. Wer sich im übrigen an regelmäßige Essenszeiten halten kann, dessen Gesundheit ist bei normaler Lebensweise kaum gefährdet. Zur rechten Zeit mit dem Essen aufzuhören, auch wenn man seine Lieblingsspeise vor sich hat, beugt schon gewöhnlich Magen- und Darmkrankheiten vor. Wem es Zeit und Umstände erlauben, sollte nach der Hauptmahlzeit zumindest ein kurzes Nickerchen machen, und wer seines Alters wegen nicht mehr zu arbeiten braucht, sich lieber jetzt ein halbes Stündchen hinlegen, statt den Schlaf am Morgen zu verlängern.

Auch letzteren braucht der Mensch natürlich, um gesund zu bleiben, und eine bestimmte Zeit zum Schlafengehen sollte unbedingt eingehalten werden, fühlt man sich auch einmal noch nicht müde. Kommt man andererseits später ins Bett, etwa wegen einer Veranstaltung oder eines Kegelabends, so braucht der Körper bekanntlich zwei Tage, bis er den normalen Rhythmus wiedergefunden hat.

Jedem wird einmal die Rechnung für alles Unmaß präsentiert, darum sollte er seine Tage soweit wie möglich in eine Regelmäßigkeit zwingen und nicht glauben, daß sein Körper, der ohnehin viel verträgt, alles schaffen kann.

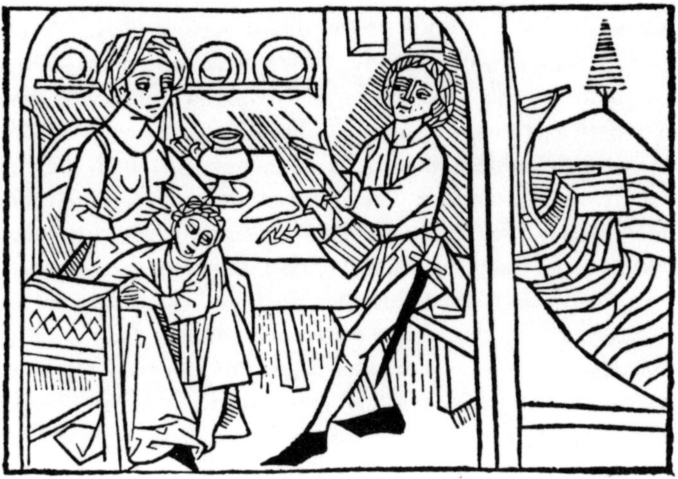

Maßhalten

Am Essen sind viel mehr verdorben
als je am Hunger sind gestorben.

Maßhalten und Beschränkung ersparen viel Ungemach. Das galt und gilt nicht nur vom Essen und Trinken, sondern auch von sportlicher Betätigung und Freizeitbeschäftigung wie von allen anderen Dingen.

Karge Zeiten, wo nur die Grundnahrungsmittel zur Verfügung standen, waren für die Volksgesundheit nicht immer die schlechtesten. Bei unseren Vorfahren ging dazu dem Essen immer der Hunger voraus, Naschen zwischen den Mahlzeiten duldete man nicht. Ferner stellten auch die von der Kirche gebotenen Fastenzeiten und -tage, die früher noch streng eingehalten wurden, ein natürliches Mittel dar, den gesamten Organismus zu entlasten und zu entschlacken. – Im heutigen Wohlstandsleben aber sind es allzu viele, die sich, ohne es zu beachten oder es zu bemerken, langsam aber sicher den Tod anessen oder antrinken. Denn wem beim Essen das rechte Maß fehlt, ist eine Magen- und Darmkrankheit sicher, und wer mehr trinkt, als der Körper verlangt und verträgt, ruiniert Herz, Leber und Nieren.

Auch fettes Essen und scharfe Getränke, oft vermeintlich besserer Verdauung dienend, kann keiner über einen längeren Zeitraum verkraften. Vielmehr verdoppelt ein Schnaps nach einer üppigen Mahlzeit den Schaden.

Wer gewohnt ist, täglich eine bestimmte Menge Bier zu trinken und dabei über einen Liter hinausgeht, macht die gute Wirkung, die man sonst dem Bier zuschreibt, zunichte, und wer jede Woche einmal so viel Alkohol zu sich nimmt, daß er nicht mehr sicher auf den Beinen steht, der hat früher oder später seine Gesundheit vertrunken.

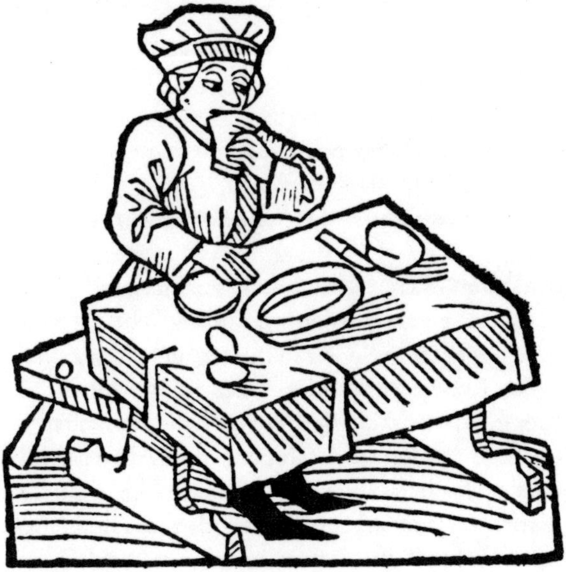

Bewegung ist gesund, besonders für die, deren Beruf wenig Bewegung gestattet oder denen ihre Arbeit eine dauernd gleichbleibende Bewegung abverlangt. Sport zu betreiben kann also einen guten Ausgleich schaffen, Sport zu übertreiben aber hat noch niemandem genützt. Überhaupt sollte sich jeder bei den heute möglichen Sportarten genau überlegen, welche ihm angemessen ist, dazu, wenn er sich der modernen »Trimm-dich«-Bewegung anschließt, zunächst langsam beginnen, dann aber kontinuierlich weitermachen. Was im übrigen dem einen sein Langlauf ist, kann dem anderen sein kurzer Abendspaziergang sein, zumal der Körper auch bestimmte Ruhezeiten braucht.

Freilich läßt es sich nicht immer ganz vermeiden, das rechte Maß zu finden und einzuhalten, doch trachte man wenigstens danach, dem Körper nach jeder Unmäßigkeit wieder Gutes zu tun.

Richtige Abhärtung

Abhärtung ist kein Kinderspiel;
ich warne dringend vorm Zuviel.
Mein Leitsatz ist in dem Bericht:
Der Schmied verträgt's, der Schneider nicht.

Möglichkeiten, sich selbst krank zu machen, gibt es viele. Wer dagegen einigermaßen vernünftig lebt, ist schon von vornherein gegen viele Krankheiten gefeit, die ihm durch ungesunde Lebensweise oder Ansteckung drohen. Denn ein gesunder Körper erhält und wehrt sich von selbst.

Natürliche Widerstandsfähigkeit und Abwehrkraft lassen sich aber auch zusätzlich, bevor überhaupt eine Krankheit droht, anregen und steigern, wenn man im Alltag nicht jeder Unbequemlichkeit aus dem Weg geht und keine Verweichlichung duldet. Dies beginnt schon in der Kindheit, wie aus dem Kapitel »Das gesunde Kind« zu ersehen ist.

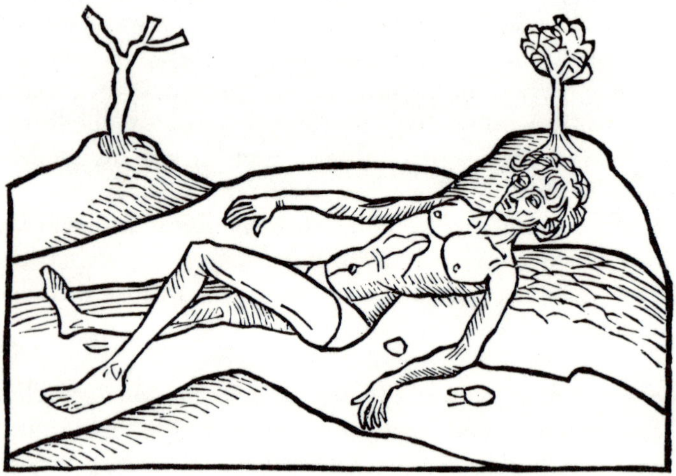

Freilich sollte auch jeder wissen – und unsere Vorfahren achteten darauf –, was er seinem Körper zumuten kann. Von Wasser und Luft wird anschließend ausführlicher die Rede sein, hier sei nur vorweggenommen, wie man sie nach Dr. Voll zu maßvoller, doch wirksamer Abhärtung beiziehen kann:

Im Winter soll man nie beginnen,
sei's auch im warmen Zimmer drinnen.
Der erste Anfang soll nur sein
im Sommer und im Sonnenschein.
Man wäscht da wie zum Zeitvertreib
sich kühl den ganzen Oberleib.
Daß ja nicht 'ne Erkältung droht,
reibt man sofort sich warm und rot.
Hierauf muß man den Körper üben,
wie's in der Turnstund' wir getrieben,
Arm' strecken und die Knie beugen,
sich vor- und rück- und seitwärts neigen.
Doch soll man sich damit recht sputen;
man brauche dafür zwei Minuten.
Soll etwas Gutes daraus sprießen,
muß man mit tiefem Atmen schließen.
Und wenn dir dieses wohlgetan,
so zeigt sich's dir von selber an.
Du fühlst dich munter, bist so frisch
als wie im hellen Quell der Fisch.
Fühlst du dich pudelwohl und heiter,
so treibst du dann die Übung weiter.
Da darfst du dich schon kräft'ger regen
und alle Tage mehr zulegen.
Man wäscht den ganzen Körper dann;
das offne Fenster kommt dann dran.

Du darfst, soll's dir zum besten taugen,
nie mehr als zehn Minuten brauchen.
Tief Atmen macht stets den Beschluß,
erhöht dir Nutzen und Genuß.
Wenn man das alles kann vertragen,
darf man sich an 'was Größ'res wagen.
Doch lasse dich vom Grundsatz leiten:
Du darfst nur langsam vorwärtsschreiten.

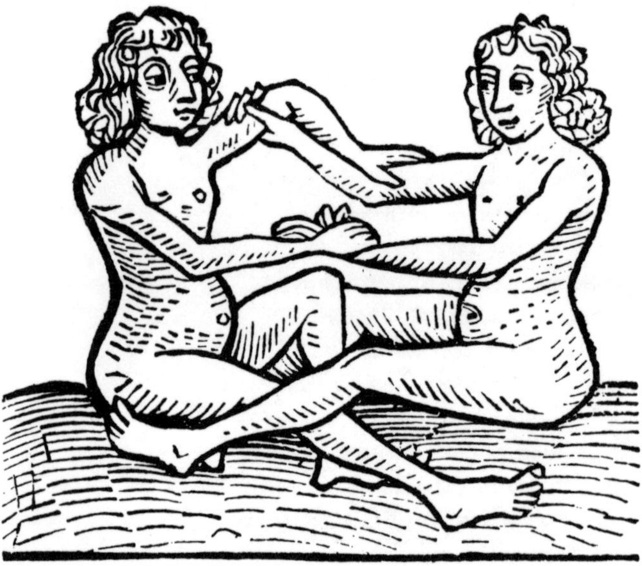

Wärme und Kälte

Zu warm und zu kalt
macht dich nicht alt.

Da wir hierzulande weder zu den Eskimos noch zu den Negern zählen, d.h. extreme Kälte oder Hitze nicht gewohnt sind, müssen wir darauf achten, unserem Körper keine zu hohen und keine zu niederen Temperaturen zuzumuten. Ist das auch nicht immer möglich, so sollte man wenigstens den schnellen Wechsel zwischen heiß und kalt vermeiden.

Zu Großmutters Zeit galt der Rat: Die Blonden und die Kinder gehören vom Mai bis zum September in den Schatten, sollen sie gesund bleiben. Man wußte also aus Erfahrung, daß nicht alle Menschen der Sonne gegenüber gleich empfindlich sind, doch hüteten sich auch die weniger Gefährdeten vor allzu viel Sonneneinwirkung. Wenn man daher einst so sehr darauf achtete, nicht ohne Kopfbedeckung in der Sonne zu arbeiten oder mit dem Sonnenschirm spazierenzugehen, tat man dies nicht den Hut- und Schirmmachern zum Gefallen; denn wer am heißen Sonnentag darauf verzichtet, braucht sich nicht darüber zu beklagen, wenn sich nach Wochen, Monaten oder Jahren ein Kopfleiden einstellt, vor allem aber das Augenlicht nachläßt oder das Gehör versagt. Es muß ja nicht gleich ein Sonnenstich sein, aber ungeschoren kommt ein Sonnenanbeter kaum davon.

Auch das Sonnenbaden schätzten unsere Vorfahren nicht besonders und verzichteten gerne auf gewaltsame Hautbräune und gefährlichen Sonnenbrand. Deswegen beschränkten sie das Liegen in der Sonne auf fünf bis zehn Minuten. Ob das auch heute noch gilt? Das sollte sich jeder für sich selber überlegen, denn die Sonne ist nicht allen der gleiche Freund.

Im Winter ist nach alter Meinung kaum jemand so gut gekleidet, daß er, ohne Schaden zu nehmen, nur eine kurze Weile im Schnee sitzen kann. Auch solange die Erde »zieht«, d.h. solange sie kälter ist als die Luft, darf man sich nicht auf den Boden setzen, nur im Sommer gleicht eine gute Grasnarbe den Wärmeunterschied aus. – Im übrigen sollte man sich im Winter so kleiden, daß man weder bei einiger Bewegung schwitzt noch trotz Bewegung friert. Umgekehrt kann auch gelten: weniger Bewegung, wenn man schwitzt und mehr Bewegung, wenn man friert.

Ein erhitztes Gesicht mit dem Schnee oder eiskaltem Wasser in Berührung bringen, erweist sich für Kopf, Hals und vor allem für die Gesichtshaut gefährlich. Wer aus einem warmen, aber auch aus einem kalten Zimmer ins Freie geht, sollte, ob Winter oder Sommer, für die ersten fünf Minuten warm angezogen sein, zumindest aber den Oberkörper nicht einem raschen Übergang aussetzen. Kinder sind zwar gegen raschen Temperaturwechsel nicht so empfindlich wie die Erwachsenen, doch könnten sich vor allem Frauen und Mädchen viel ersparen, wenn sie auch nur bei einem kurzen Aufenthalt im Keller ein leichtes Halstuch tragen würden.

Ein wahres Wunderding ist die Bauchbinde. Sie hält im Winter wie im Sommer den Leib in der Temperatur, die er zu seinem Wohlbefinden haben muß. Bei Störungen von Leber, Nieren, Magen, Milz oder Gedärmen darf man in der Leibbinde das beste Schutz- und Heilmittel sehen und sollte sie sogar während der Nacht tragen.

Daß auch Essen und Trinken nicht zu zu heiß bzw. kalt sein sollten, versteht sich wohl von selber.

Der Mensch und das Wasser

Das Wasser hat man schon zu Urgroßmutters Zeiten sehr bewußt zur Erhaltung der Gesundheit herangezogen, doch kannte man auch Grenzen und rechtes Maß. Daran sollte man sich gerade heute bei der übertriebenen Hygiene einerseits, dem Zustand der Gewässer und Massenbäder andererseits wieder erinnern.

Kalte Waschungen wurden vor allem während der Wintermonate vermieden, wenn man nachher nicht sofort einen gut angewärmten Raum und warme Kleidung erreichen konnte; denn die Haut sollte sich sofort wieder durch leichtes, kaum

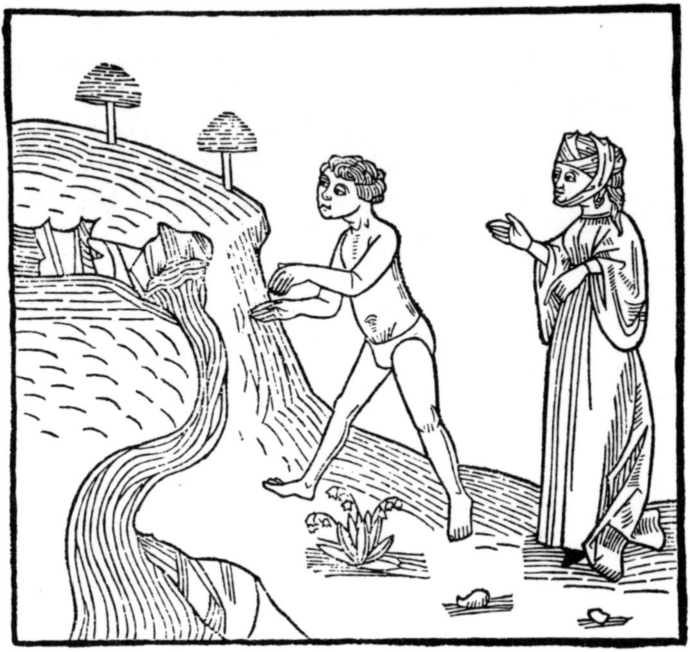

merkbares Schwitzen die eigene Schutzschicht schaffen können. Diese geht übrigens bei dem verloren, der länger als zehn Minuten im Freien badet und sich dann von der Luft trocken läßt. So altern trotz Creme, Öl oder anderer Schönheitsmittel Frauen und Mädchen, die sehr viel freibaden und sich dann Luft und Sonne aussetzen, früher und rascher.

Öfteres stundenlanges Baden (vor allem nach dem 40. Lebensjahr) schadet außerdem früher oder später Herz und Nieren, und wer in unsauberem Wasser badet, wirft seine Gesundheit ins Wasser.

Zwar reagiert nicht jeder Mensch auf Baden und Waschen gleich, doch ist bei uns nur kräftigen Naturen zu empfehlen, was die Nordländer als Saunabad betreiben. Auch Wasserkuren irgendwelcher Art sollte man nie ohne ärztlichen Rat und Überwachung vornehmen.

Wer glücklicherweise einen Bergquell kennt oder einwandfreies Trinkwasser zur Verfügung hat, kann diese nach dem Beispiel der Alten auch innerlich gesundheitsfördernd anwenden. Ein kräftiger Schluck davon tut dem Körper vor allem am Morgen auf nüchternen Magen und am Abend vor dem Schlafengehen gut, sollte aber niemals sofort nach dem Essen genommen werden. Er wirkt auch nach Alkoholgenuß erleichternd und hilft gegen den Katzenjammer am nächsten Tag. Man hüte sich aber, laues, abgestandenes oder eiskaltes Wasser zu trinken.

Der Mensch und die Luft

Wenn sich heute viele Menschen als Urlaubsziel eine Gegend wählen, die noch eine gute und gesunde Luft besitzt, so haben deren Wert schon unsere Vorfahren erkannt. Zugleich aber verstanden sie es, auch sonst »mit der Luft richtig umzugehen«, wie es ihnen ein alter Ratschlag ans Herz legte.

Abgestandene Stubenluft wurde am Morgen »aus dem Haus gelassen«, eine Kerzenflamme und ein Feuer im Ofen galten als gute Luftreiniger; ferner meinte man, daß man im Freien mehrmals täglich, besonders aber vor dem Schlafengehen, die Luft fest und tief in die Lungen ziehen sollte, wobei jeweils schon einige Atemzüge genügten. Man war dagegen, den nackten Körper allzulange der Luft auszusetzen, weil er austrockne, empfahl jedoch dies gelegentlich vor oder nach dem Schlaf im genügend warmen Schlafzimmer zu tun. Ansonsten sollte man sich ob im Freien oder in Räumen rasch wieder bekleiden, wenn sich die Haut kalt anfühlt.

Die Alten wußten auch, daß man in der kalten Jahreszeit nicht durch den Mund, sondern möglichst durch die Nase atmen soll. Dies ist auch angebracht, wenn körperliche Anstrengung zu starkem Luftholen zwingt. Schafft man es mit der Nasenatmung nicht mehr, deutet das auf Überanstrengung hin und macht eine kleine Verschnaufpause erforderlich.

Zwar kannte man die schlechte Luft der Städte noch nicht, empfahl aber schon damals die gute der Wälder zu einer Kur und riet, die Waldluft nicht im Laufen, sondern im langsamen Gehen recht bewußt zu genießen, um damit Rachen, Hals und Lunge gegen Erkältungskrankheiten widerstandsfähig zu machen. Wer aber heutzutage beruflich tagsüber in schlechter Luft ausharren muß, sollte unbedingt täglich für

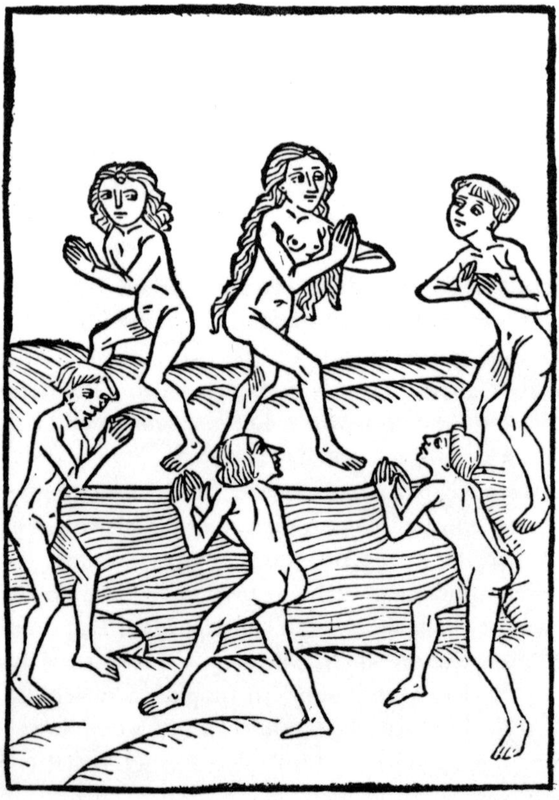

mindestens eine Stunde, am besten bei einem Spaziergang, die bessere Luft atmen.

Was hätte wohl die Großmutter gar zu unseren chemischen Luftreinigungsmitteln gesagt? Sie hätte sie für ein künstliches Teufelszeug gehalten und lieber die Fenster weit aufgemacht. – Und das zu Recht, weist doch gerade die neueste Forschung auf die Schädlichkeit dieser Sprays für die Atmungsorgane hin.

Großmutters Gesundheitsmittel

Zu Großmutters Zeit kannte man noch die gesunde Lebensweise und wußte die Gegebenheiten der Natur zu nutzen bzw. sich ihnen anzupassen. Man hatte Mittel, die nicht nur die Gesundheit förderten, sondern auch schon bei kleinen Unpäßlichkeiten vorbeugend angewendet wurden. Von ihnen soll anschließend kurz die Rede sein, auf ihre Heilwirkung im einzelnen wird später eingegangen.

Kräuterbad

Andere, unbedingt wirksame Gesundheitsmittel waren einmal Heublumen- und Kräuterbad.

Das Heugesäme, das am Boden eines Heustockes zurückbleibt, kann man sich bei jedem Bauern besorgen. Ein halber Liter davon reicht für ein Vollbad, das, nimmt man es monatlich einmal, Wohlbefinden und Frische beschert.

Für das gesunde Kräuterbad sucht man hauptsächlich Schafgarbe und Thymian, zu denen man an Wiesenblumen mischt, was jahreszeitlich zu finden ist, jedoch nicht Nesseln und Löwenzahn. Die frischen Kräuter werden eine Viertelstunde vor dem Baden ins Wasser gegeben, das gut warm sein muß.

Milch und Honig

Der hohe Wert von Milch und Milchprodukten für die Volksgesundheit wird gerade heute wieder erkannt, der Nutzen des Honigs aber kaum mehr gewürdigt.

Als sehr alt und bewährt darf gelten: Man trinke täglich, am besten am Abend, einen halben Liter Milch, die man gut

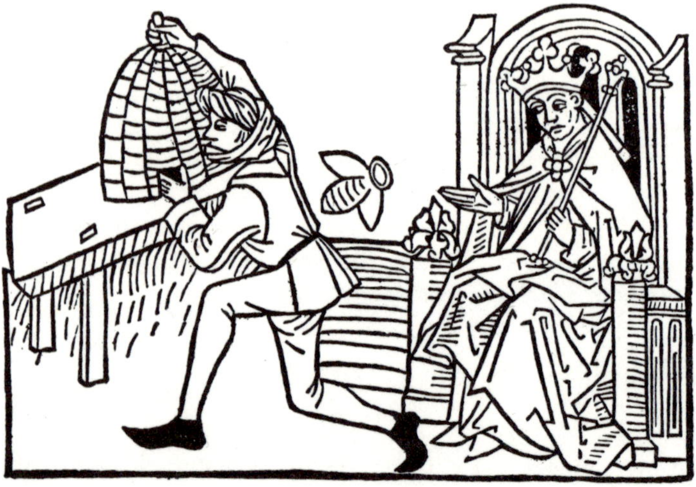

anwärmt und mit einem Eßlöffel Honig verrührt. Dies sollte sich besonders merken, wer ein starker Raucher ist.

Honig selbst ist für das Schulkind wichtig, für Heranwachsende und Kopfarbeiter schier unentbehrlich. Täglich ein Eßlöffel davon dient als hervorragendes Kräftigungsmittel, sorgt für einen guten Kreislauf und tut überhaupt allen Organen gut, wie das hohe Alter vieler Imker beweist. Wer ihn wegen seiner Schärfe nicht gerne nimmt, kann es ja bei einem Teelöffel voll bewenden lassen oder ihn als Brotaufstrich zu sich nehmen.

Richtige Ernährungsweise

Frisches weißes Brot und Backwerk gab es früher nur selten, denn man nahm nicht zu Unrecht an, daß nur das dunkle Brot die Verdauungsorgane kräftige und gesund erhalte. Dazu erachtete man es für gesundheitsschädlich, mehr als dreimal in der Woche Fleisch und Wurst zu essen, während man jede Mehl- und Kartoffelkost, auch wenn sie täglich gegeben wurde, für gesund hielt.

Ein Gesundbleiben ohne Sauerkraut gab es nicht, obwohl die Voreltern noch nichts von seinen Vitaminen wußten. Dies gilt ebenso vom jungen Löwenzahn, Feldsalat und Brunnenkresse, die man dem Kartoffelsalat beimengte.

Alles, was Wald und Wiesenrain an Beeren boten, pflückte man, und daß man auf dem Lande Obst jeder Art hoch schätzte, war selbstverständlich.
Gültigkeit besaß aber auch folgender Spruch auf Großmutters Porzellanteller:

Zum Essen braucht man Appetit,
sonst macht der Körper nicht mehr mit.

Bei der anstrengenden Arbeit stellte sich der Hunger meist von selbst ein. Wo es trotzdem an Appetit fehlte – dies legte man oft als erstes Zeichen einer Erkrankung aus –, versuchte man diesen anzuregen. Man trank eine Stunde vor der Hauptmahlzeit ein Achtel Wein oder zerkaute und schluckte einige Körnchen Kümmel. Dazu weiß Dr. Voll:

Mancher folgt wohl gern dem Winke,
daß zuckersüßen Tee er trinke
des Morgens gleich in aller Frühe;
Appetit lohnt bald die Mühe.
Doch schreck' er davor nicht zurück:
Auf eine Tasse zehn, zwölf Stück.
Vom Weine mit dem Rosmarin
wird man auch großen Nutzen ziehen:
'ne Handvoll auf 'nen Liter Wein,
nach einem Tag dann abzuseih'n.
Kneipp sagt, daß viel Wacholderbeeren
uns guten Appetit bescheren.

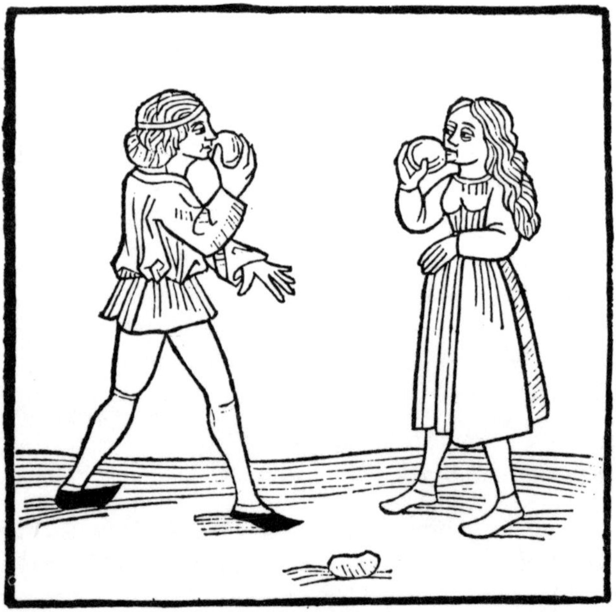

Kalt soll man seinen Mund oft spülen,
auch dieses wird gerühmt von vielen.

Im allgemeinen sind zwar geregelte Essenszeiten zu empfehlen, doch gibt es auch Menschen, die augenblicklich immer nur kleinere Mengen zu sich nehmen können. Sie sollten ihre Mahlzeiten über den ganzen Tag hin verteilen und beachten:

Will man das Übel da verhüten,
muß man dem Magen stets 'was bieten.
Vom Essen kommt der Appetit,
ein Bissen nimmt den andern mit
– so sagt des Volkes weiser Mund;
wahrhaftig, er hat dafür Grund.

Gesundheitstee

Der wirksame und heilkräftige Kräutertee erfreut sich immer mehr wachsender Beliebtheit. Während unsere Vorfahren ihn aber meist selbst sammelten und mischten, wobei sie das in der Natur leicht Erreichbare nutzten, bieten heute Reformhäuser und Drogerien Tees an, die aus aller Welt stammen.

Man verordnete sich im allgemeinen den Kräutertee nicht täglich, sondern nur, wenn man glaubte, es könnte nicht schaden, daß man wieder einmal ein Mittel der Natur zum Gesundbleiben nehmen könnte. Man nahm Kamille mit etwas Lindenblüte, wenn man eine Erkältung befürchtete, Pfefferminze, wollte man dem Magen etwas Gutes tun, Hagebutte, um den Nieren die Arbeit leichter zu machen. Hatte man zu gut gegessen oder schwer verdauliche Speisen genossen, wirkte ein Täßchen Kümmeltee wahre Wunder. Viele aber tranken auch statt des Kaffees oder der Milchsuppe am Morgen ihren Haus- und Gesundheitstee, wie ihn die Natur bot und wie ihn der aufmerksame Spaziergänger immer noch finden kann. Und sie waren dabei nicht schlecht beraten.

Einen schmackhaften Tee ergeben getrocknete Brombeer-, Himbeer- und Erdbeerblätter, letztere vor Sonnwend, die anderen zwischen Sonnwend und Mitte August gesammelt. Die beste Mischung besteht aus je einem Teil Himbeer- und Brombeerblätter mit einem halben Teil Erdbeerblätter. Statt Erdbeerblätter kann man übrigens dieselbe Menge Schafgarbenkraut nehmen.

Auch Brombeerblätter, Lindenblüten und Hagebuttenschalen lassen sich beliebig mischen, wobei man durch getrocknete Apfelschalen noch den Geschmack verbessert.

Alle Kräutertees – weitere Rezepte davon bringt der Anhang – können auch gesüßt werden, wenn dies etwa eine Heilbehandlung nicht anders empfiehlt.

Säfte

Die Natur bietet daneben von jeher allerlei gesundheitserhaltende Säfte an, deren Zubereitung wohl bekannt und in vielen Koch- und Kräuterbüchern genau beschrieben ist. Hier sei nur aus Dr. Volls Versen das Rezept für den Holunderwein angeführt, der nicht nur trefflich mundet, sondern auch »einen guten Magen macht«.

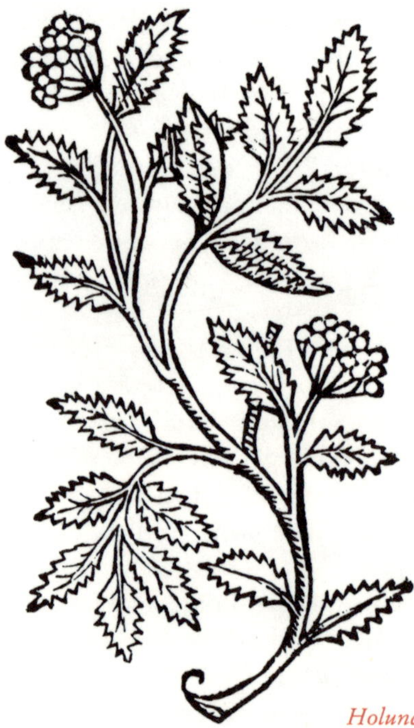

Holunder

Zum Tranke gut, an Farbe golden
nimm zehn Holunderblütendolden;
auch zwei zerschnittene Zitronen
und zwei Pfund Zucker wird sich lohnen.
Beim Essig aber mußt Du stoppen,
nimm ja nicht mehr als einen Schoppen.
Tu alles in 'nen Ballon von Glas,
der gut geeicht ist auf zehn Maß.
Mit Wasser fülle ihn dann ganz
und stell' ihn in der Sonne Glanz.
Laß stehen ihn da zwei, drei Wochen,
die Sonne wird ihn reif dann kochen.
Dann füllt man diesen guten Trank
in dunkle Flaschen, rein und blank.
Da stets ein Satz zu Boden fällt,
wird jede Flasche aufgestellt.
Im Alter nimmt er zu an Güte.
Stets lobst Du die Holunderblüte.

Wacholder und Knoblauch

Um Krankheiten nicht erst an sich herankommen zu lassen, war eine Ansteckung zu befürchten, bediente man sich ganz einfacher Mittel. Wenn diese heute auch im Ganzen überholt und unzureichend sind, haben sie sich doch früher nachweisbar als gut und zweckmäßig erwiesen.

Da war vor allem der Wacholder. Ein mit Wacholdernadeln ausgeräuchertes Haus sollte Krankheiten nicht einlassen. Die Nadeln wurden auf eine Glut gelegt und in einer Pfanne durch die Räume getragen. Kauen von Wacholderbeeren, glaubte man, verhüte das Eindringen der Krankheitskeime

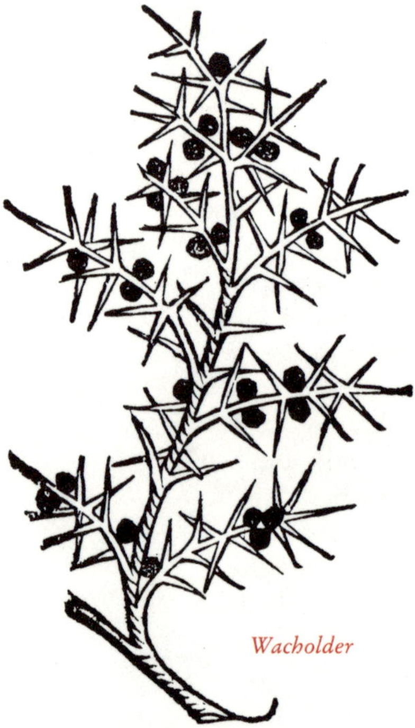

Wacholder

durch den Mund, das Einfetten der Nasenlöcher mit etwas Schweineschmalz das durch die Nase.

Abwehrende Wirkung schrieb man auch dem Knoblauch zu, der Erreger noch vernichten sollte, wenn sie sich schon im Körper befanden.

Als nützliche Maßnahmen wusch man sich tagsüber öfter die Hände und hängte das Bettuch in den Wind. Hausbesuche, sonst auf dem Land gang und gäbe, vermied man, und auch im eigenen Haus waren andere Leute nicht gern gese-

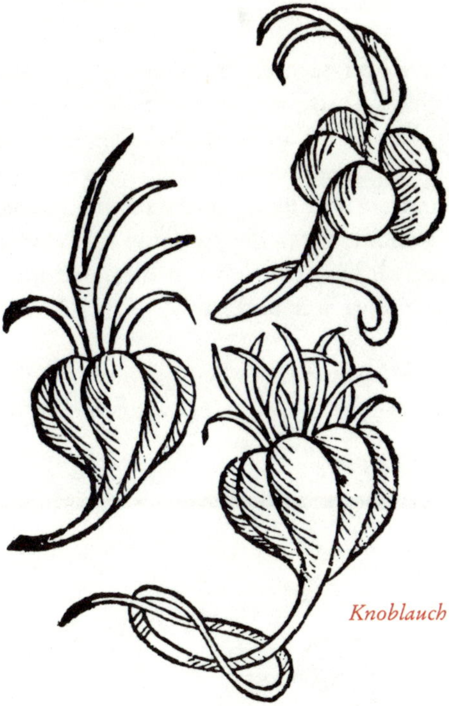

Knoblauch

hen. Ein kurzer Aufenthalt in einem Pferdestall und das Meiden von schwerer Arbeit, soweit das auf dem Lande möglich war, sollte die Vorsichtsmaßnahmen ergänzen.

War bereits ein Familienmitglied von einer epidemischen Krankheit befallen, dann durfte mit ihm nur eine einzige Person in Berührung kommen, die wiederum den Kontakt mit den anderen vermied. War das eigene Haus noch nicht davon betroffen, so mußte das Feuer im Ofen Tag und Nacht unterhalten werden.

Das gesunde Kind

Auch früher schon suchten die Eltern, ging es um das Kind und seine Gesundheit, in manchen Fragen den Rat erfahrener Frauen oder des Hausarztes. Im allgemeinen aber verließen sie sich bei ihrer Fürsorge auf das, was sie als gut und bewährt kannten und heute noch auf dem Lande weithin Gültigkeit besitzt. Wenn die moderne Forschung vieles davon nachträglich bestätigt, beweist dies, daß man damit auf dem richtigen Weg war und ist.

Soweit es die Mutter irgendwie gesundheitlich verkraften konnte, war es für sie selbstverständlich, ihr Kind an der

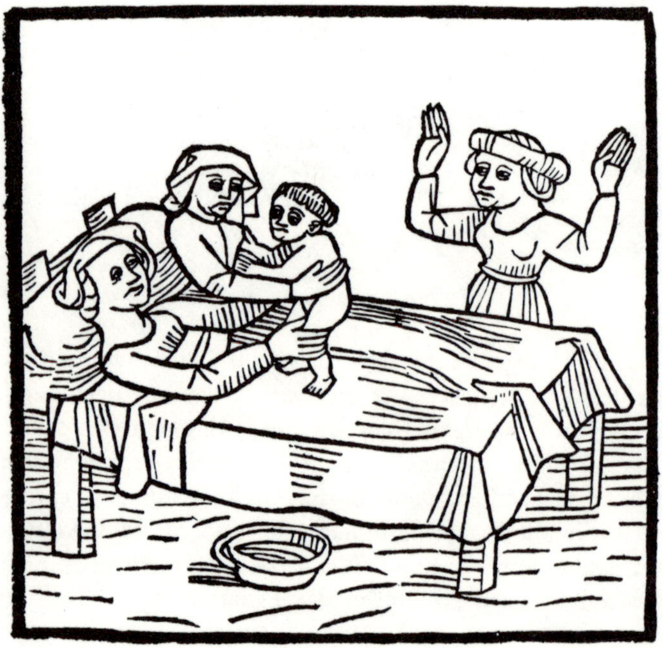

eigenen Brust zu stillen. Tatsächlich gilt heute die Muttermilch infolge ihrer Zusammensetzung als die idealste Nahrung für das Kleinkind. Unnötig und sogar falsch ist es dabei, dem Säugling stets beide Brüste zu reichen, da er instinktiv immer aus der Brust trinkt, die ihm am reichlichsten Nahrung bietet, und er, wenn diese versiegt ist, von selbst zur anderen überwechselt.

Zeigte sich der erste Zahn, so hielt man die Zeit für gekommen, dem Kind, zusätzlich zum Brei und zunächst in kleinen Mengen, geschabtes Obst und Gemüse, das keine Blähungen bewirkte, zu geben. Heute lebt ein ganzer Industriezweig davon, diese mundgerecht zuzubereiten und auf das Alter des Kleinkindes abzustimmen. Wie echte Hausmannskost mutet dagegen folgendes Gericht an, das Dr. Voll aus seiner Zeit überliefert:

»Ein ganz vorzüglich Kinderfutter
ist Einbrennsupp' aus Mehl und Butter.
Die Butter wird so lang erhitzt,
bis alle Säure ausgeschwitzt.
Das Mehl wird drunter dann gemischt.
Und damit es zu sehr nicht zischt,
wird lind das Feuer nur gerührt,
bis man die braune Farbe spürt.
Und Zucker wird zu guter Letzt
und Wasser auch noch zugesetzt.
Als richtige Maße merkt man sich:
Vom Wasser nimmt man hundert Strich;
je sieben Teile Mehl und Butter
und fünf vom Zucker nimmt die Mutter.
Willst du's fürs liebe Kind verwenden,
mußt fünfzig Teile Milch noch spenden.
Als Arzt geb ich noch den Befehl:
Auf hundert Wasser drei Gramm Mehl,

dann fünf Gramm Butter, Zucker sieben
– das wird zusammen gut gerieben.
Ein schwaches Feuer soll man schüren
und kochen unter vielem Rühren;
dann fünfzig Teile Milch noch schenken,
damit wirst gut dein Kind du tränken.«

Fünf, sechs Körnchen Kochsalz pro Tag in der Speise, dazu zwei, drei Hände Salz im Badewasser sollten der Knochenbildung dienen und der Rachitis vorbeugen, die bekanntlich schon im zweiten Lebensvierteljahr eintreten kann.

Um das Gedeihen des Kindes festzustellen, hält man heute häufiges Wiegen unentbehrlich. Früher, als man auch in der Stadt noch mehr Kinder hatte, verließ man sich auf sein

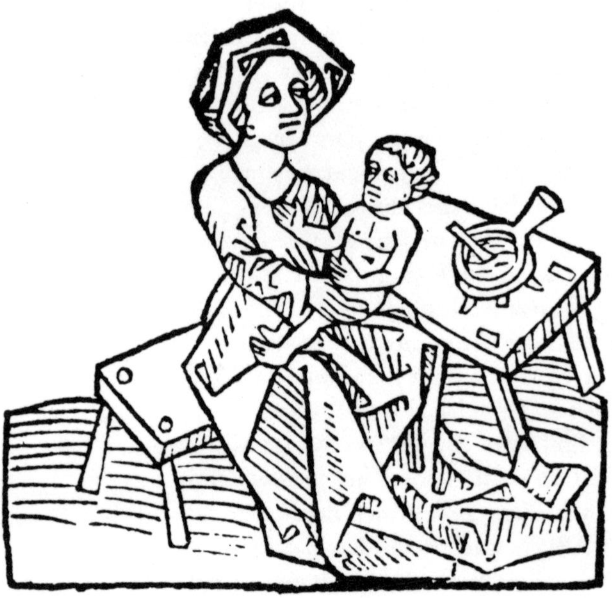

Augenmaß und seine Erfahrung und gab dem Kind soviel Nahrung, wie man für angemessen hielt.

»Ein Fünftel reicht, wenn's täglich kriegt
von dem, was stets sein Körper wiegt«,

setzte Dr. Voll als Richtschnur. Mehr zu füttern erweist sich dagegen als unangebracht und gefährlich, weil dadurch bereits der Grund zur späteren Fettleibigkeit gelegt wird.

Ein anderes Problem war und ist wohl immer die Appetitlosigkeit der schon größeren Kinder. Hier vor allem die Geduld nicht zu verlieren, stellt das erste Gebot für die Eltern dar. Bewährt hat sich es, das Naschen zwischen den Mahlzeiten einzuschränken und durch Herumtollenlassen im Freien die Eßlust anzuregen. Oft kann auch schon der Hunger der Spielkameraden ansteckend wirken. Zuletzt sei noch auf den Lebertran hingewiesen, der nicht nur den Appetit anregt, sondern zugleich kräftigt. Heute in wohlschmeckender Form vorhanden, half man früher mit Süßigkeiten nach.

Kinder, wußte man, dürfen keine Stubenhocker sein, sollen sie gesund bleiben. Ihr Lebenselexier sind vielmehr Bewegung und Luft. Schon im ersten Lebensjahr sollte man sie, wenn man sie nach dem täglichen Bad gut abgetrocknet und warmgerieben hat, im warmen Zimmer auf dem Badetuch nackt zappeln lassen. Abhärtung ist bei ihnen noch nicht nötig, doch hüte man sich davor, sie immer zu streicheln, zu tätscheln oder durch allzu warme Kleidung zu verhätscheln.

Letzteres gilt besonders auch in späteren Jahren, wo Barfußgehen während der warmen Jahreszeit oder ein bißchen Regen und Wind nichts schaden. Wenn sie jetzt beim Spielen nicht auf Sauberkeit achten, ist das kein Nachteil.

Man ziehe sie nur nicht wie Puppen an, denn dabei können sie ihrer Kindheit nicht froh werden.

Für die seelische Entwicklung des Kindes, die Erziehung, richtete man sich im übrigen nach dem Satz: »Güte ist hilfreicher als Strenge.« Freilich vergaß man dabei auch das Gebot der Achtung vor den Eltern und den Mitmenschen nicht.

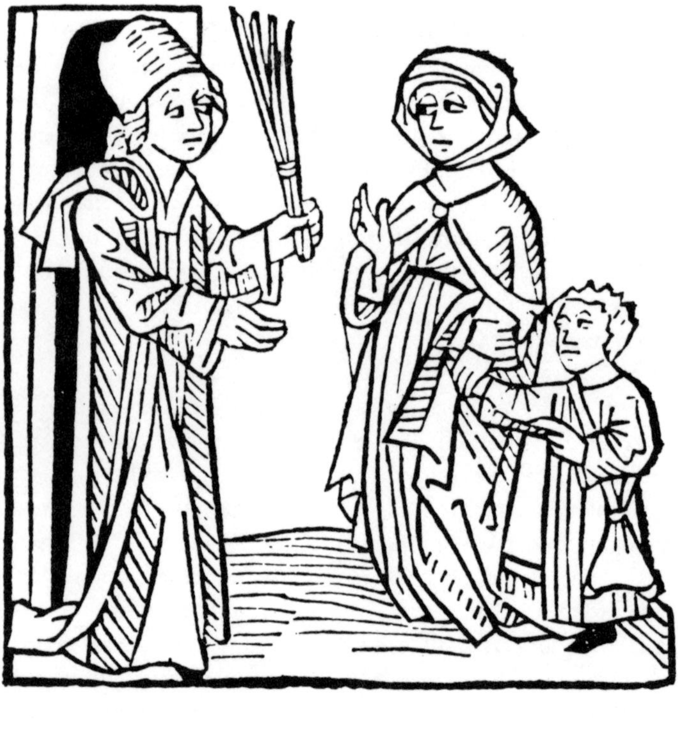

Gesundheit im Alter

Alt werden ist eine Sache, im Alter noch körperlich gesund und geistig rege zu sein eine andere. Unsere Vorfahren aber legten Wert auf beides und versuchten, das eine mit dem anderen zu verbinden.

Um alt zu werden, muß man den Stuhlgang pflegen, als hinge von ihm das Leben ab, war ihre Meinung. Das gleiche galt für den Schlaf, d. h. sie trachteten danach, eine geregelte und genügende Schlafenszeit einzuhalten.

Nach dem 40. Lebensjahr sollte man sich ferner, so glaubten sie, besonders der Milch und den Milchprodukten zuwenden, täglich mindestens einen Teelöffel Honig essen, Rettich und Meerrettich öfter in den Speiseplan aufnehmen und nicht mehr zu heiß oder zu kalt essen und trinken.

Gegen allzu raschen Abbau des menschlichen Organismus und schnellen Verfall kannten sie im übrigen ein besonderes Mittel, mit dessen Hilfe schon viele ein wahrhaft biblisches Alter erreicht haben sollen. Es ist bei Bergvölkern schon lange bekannt, wurde aber wie ein kostbares Geheimnis gehütet:

Man nimmt dazu zwei Einmachgläser von je einem Liter Inhalt, gibt in jedes vier rohe, frische Eier aufrechtstehend hinein und preß darüber soviel Zitronensaft, daß die Eier davon bedeckt sind. Die verschlossenen Gläser stellt man dann vier Tage ans Fenster, wobei auch Sonnenschein nichts schadet. Nach dieser Zeit wird der Inhalt beider Gläser in einer Schüssel aus Porzellan oder Ton (nicht aber Metall!) zusammengegossen, mit den Eierschalen gut verquirlt, alles durch ein Leinentuch gepreßt und zusammen mit einem Pfund Honig in eine andere Schüssel gegeben. Den Honig richtet man am besten vorher mit etwas lauwarmem Wasser an, damit er flüssig ist. Hat man Honig und obigen Ansatz der Eier gut verrührt, schüttet man einen Liter guten Kognak dazu. Das Ganze wird in Flaschen abgefüllt, die an einem kühlen Ort gelagert werden. Trinkt man von dieser Mixtur täglich zwei Likörgläschen, so wird einen ihre ausgezeichnete Wirkung sicher bald überraschen und überzeugen.

Wenn der Kopf nachläßt, verfällt auch der Leib, sagten die Alten. Deshalb muß nicht nur der Körper in späteren Jahren in Bewegung bleiben, sondern auch das Gehirn darf nicht ruhen und dahindämmern, sollen nicht Körper und Geist »rasten und rosten«. Selbst wenn es sich nur um Luftschlösser handelt, gilt es immer etwas zu denken und zu planen. Nützlich ist es, sich in alten Tagen jeweils drei verschiedene zwei- oder dreistellige Zahlen zu merken und sie am nächsten Morgen wieder ins Gedächtnis zurückzurufen. Auch was man in der Schule oder sonst an Versen und Gedichten gelernt hat, kann man sich immer wieder selber vorsagen.

Während seines ganzen Lebens sollte man aber auch auf seine seelische Gesundheit achten, will man nicht ein Alter voll Gram und Mißmut erleben. Trotz aller Sorgen während ihrer Lebensjahre strahlen oft alte Leute Ruhe und Zufriedenheit aus. Sie können uns belehren, auf niemanden neidisch zu sein und bei jeder Unannehmlichkeit und jedem Schicksalsschlag sich einzuprägen, daß alles schon am nächsten Tag anders aussieht und nach einiger Zeit überwunden ist.

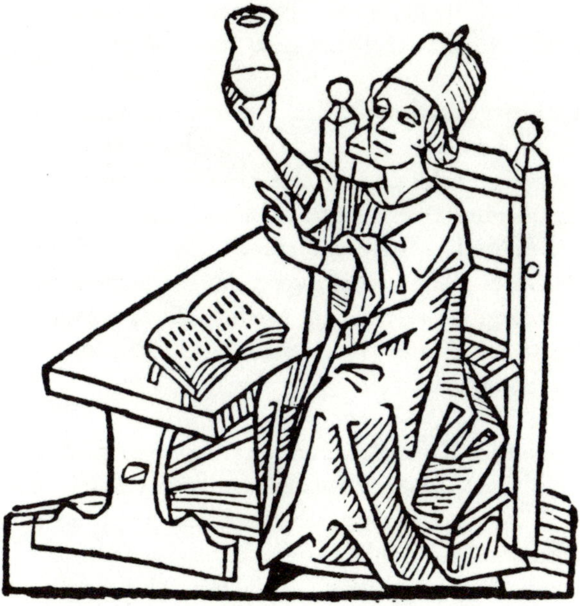

Vom Gesundwerden

Kopfweh und andere innere Kopfleiden

Will man sich nicht um Kopfschmerz kümmern,
so wird sich bald der ganze Leib verschlimmern.

Bei vorübergehenden Kopfschmerzen, von denen wohl niemand im Leben ganz verschont bleibt, mag einmal oder zweimal eine Tablette schnelle Abhilfe schaffen. Wem aber die Schmerzen trotz Medizin schon zur ständigen Qual geworden sind, wird gerne auf die natürlichen Mittel der Alten zurückgreifen, auch wenn einige davon zunächst etwas umständlich erscheinen. Freilich gilt es gerade hier oft, mit Hilfe des Arztes die eigentliche Ursache zu ergründen und zu beseitigen.

Ist jemand für Kopfschmerzen anfällig, so sollte er sich nach dem Rat der Vorfahren zunächst mit einer Kopfbedeckung gegen Wind und Zugluft schützen, den Kopf nur lauwarm waschen und beim Schlafen ein leichtes Tuch über ihn legen.

Verschiedene wirksame Tees lassen sich bereiten aus den Blüten des Holunders, aus den Blättern und Wurzeln des Johanniskrauts, die während der Blütezeit der Pflanze zu sammeln sind, aus getrocknetem Eisenkraut und aus Schlüsselblumen. Doch sollte man von letztem nur einmal täglich ein Likörglas voll trinken.

Bewährt hat es sich auch, sechs Tropfen Apfelessig rasch in die Nase einzuziehen, Stirn und Schläfe mit Haselwurztinktur, die in Weingeist angesetzt wird, einzureiben oder täglich öfter ein Getränk zu sich zu nehmen, das man aus dem Saft einer Zitrone, derselben Menge Wasser und einem Teelöffel Honig zusammenmischt.

Gegen Kopfschmerzen legte man ferner verschiedene Pflanzen, die im allgemeinen leicht zur Verfügung standen, auf den Kopf, so etwa frische Mangoldblätter, zerquetschte

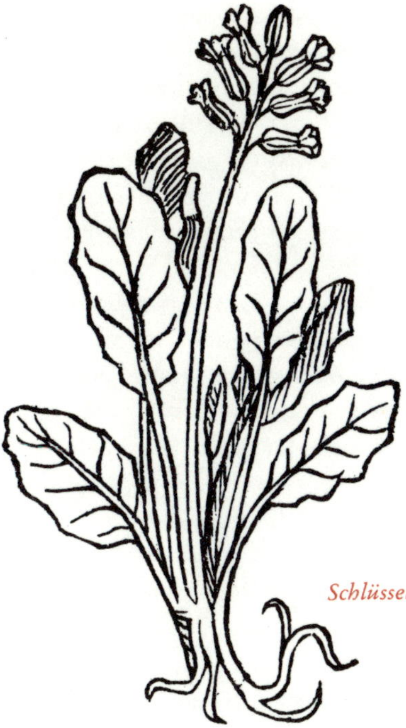

Schlüsselblume

Blätter der Bachminze, Blüten und Kraut der Schlüsselblume oder Blätter des Weinstocks. Letzte wechselt man aus, wenn sie sich erwärmt haben, und beschränkt überhaupt ihre Anwendung auf eine Stunde. Kürzere Zeit kann man auch zwei dünne Scheiben Meerrettich auf den Nacken drücken.

Hilfreich erweisen sich auch Blätter und Blüten der Dotterblume, die, in Wein erhitzt, auf den Kopf gelegt werden, oder der Umschlag mit einem Tuch, das mit Essigwasser getränkt wurde. In beiden Fällen ist jedoch noch ein trockenes Tuch darüberzudecken.

Bei einseitigem Kopfschmerz preßt man nach der Erfahrung der Alten das Innere von Zitronenschalen an die Schläfe. Rühren die Schmerzen von anhaltendem Niesreiz her, sollte der Kopfwirbel mit Anisöl eingerieben werden, sind sie nervlich bedingt, empfiehlt es sich, morgens und abends eine Tasse kühlen Baldriantee zu trinken oder mit einer Tinktur aus Ringelbumen, zu gleichen Teilen mit Weingeist angesetzt, die Stirne einzureiben. Die Stirne benetze man auch wiederholt mit kaltem Wasser, wenn die Schmerzen als Folge von Übernächtigkeit oder Überanstrengung auftreten, auf den Kopf lege man warme Kamillenbällchen, gehen sie einer starken Erkältung einher. Spürt man eine Blutleere im Gehirn, so sollte man die Füße warm halten und eine Tasse Bohnenkaffee oder schwarzen Tee trinken. Gegen Blutdrang aber hilft der weiße Senfsamen, der, mit Wasser angefeuchtet, auf den Kopf aufgelegt wird.

Zuletzt sei noch auf die Königskerze verwiesen, die nach alter Meinung den Kopf läutert. Blüte und Kraut eignen sich gut für einen Tee, den man durch ein Tuch seihen und dann öfter, doch nur in kleinen Mengen, trinkt. Auch von folgender Tinktur genügen täglich vier Tropfen: Man setzt Saft und Kraut der Königskerze mit dem gleichen Quantum Weingeist an und läßt dieses vierzehn Tage ziehen.

Haarausfall und Erkrankung der Kopfhaut

Eine Glatze, wie ihr wißt,
der glänzende Beweis nur ist,
wie flüchtig doch zu jeder Frist
die menschliche Behauptung ist.

Wer sich aber auch heute noch nicht einfach mit dieser Tatsache abfinden will, dem gibt die Volksmedizin folgende Ratschläge und Mittel, wie er diesem Übel am besten vorbeugt.

Bei beginnendem Haarausfall, dem oft schon – als Vorwarnung – Schuppenbildung vorausgehen kann, fange sofort mit einer Kopfmassage an, bei der du morgens den Kopf anfeuchtest und die Kopfhaut mit den Fingerkuppen drei Minuten kräftig hin- und herschiebst. Dazu kämme das Haar täglich öfters und lasse den Kamm bis auf die Haut gelangen.

Haaröl und ähnliches sollte man nicht mehr verwenden, sondern sich den Kopf einmal wöchentlich mit Kamillentee waschen. Bewährt hat sich auch eine Lösung von 5 Gramm Gerbsäure und 50 Gramm Franzbranntwein, mit der abends die Haare gewaschen werden. Zu ihrer besseren Wirkung binde man sich danach während des Schlafens ein Tuch über oder setze eine Mütze auf.

Daß Baummoos den Haarwuchs sehr fördert, ist heute nur mehr wenigen bekannt. Für ein Einreibemittel gegen Haarausfall eignet sich das Moos an den Rinden aller bei uns vorkommenden Bäume. Je eine Hand voll davon wird in einem 3/4 Liter Wasser aufgekocht, eine Stunde abgekühlt und zuletzt durchgeseiht. Ein anderes Haarwasser wird wie folgt hergestellt: Man setzt 100 Gramm Brennesselwurzeln in einem Liter kalten Wasser an, gibt einen Eßlöffel Weinessig dazu und läßt das Ganze drei bis vier Stunden stehen. Man vermindert es durch Kochen auf die Hälfte und bewahrt es nach dem Erkalten in einer Flasche auf. Mit diesen Haarwassern reibt man 2 bis 3 mal wöchentlich die Kopfhaut ein.

Fällt das Haar nach einer Krankheit aus, dann reibe man zur Stärkung des Haarbodens diesen jeden Morgen leicht und kurz mit einem schwachen Absud von Blüten und Blättern der Königskerze ein.

Haben Kinder Kopfgeschwülste, helfen Wacholder- und Kampfergeist. Haben sie böse Köpfe, die schwären, zerstoße man die Wurzel vom grauen Ampfer oder Sauerampfer und mache daraus mit Essig, Honig und ungesalzener Butter eine Salbe. Bei Kopfgrind reibe man den Kopf mit Tausendguldenkraut und Löwenzahnblättern ein.

Ob sich wohl auch heute noch eine Laus im Haar verirren kann? Jedenfalls war sie schon früher kein besonders gern gesehener Gast, sondern man war froh, sie schnell wieder los zu werden.

Gegen Läuse hilft schon Salzwasser. Man wäscht damit den Kopf, seift ihn darauf mit Kernseife tüchtig ein und spült den Schaum nach einer halben Stunde gut ab. Um Läuse mitsamt den Nissen zu vernichten, kann man auch Zinnkrauttee mit Petroleum mischen, damit den Kopf tüchtig einreiben und ein Tuch darüber binden. Eine halbe Stunde später wasche man den Kopf mit grüner Seife, die es in der Apotheke gibt.

Wenn's in Nase, Ohr oder Auge fehlt

Nase

Ob die Nase bei einem Kind blutet, das sich im Fallen verletzt, oder bei einem Erwachsenen, der hohen Blutdruck hat, immer ist es ein Übel, das augenblicklich beseitigt werden muß.

Leute, die zu Nasenbluten neigen, sollen nach erprobtem Rat der Alten des öfteren einige Tropfen Schafgarben- und Kamillentee kräftig einziehen. Bewährt hat es sich auch, Arme und Oberschenkel zu bandagieren und dazu Gesicht und Stirne kalt zu waschen. Legt sich aber trotzdem mit der Zeit das Übel nicht, sollte man unbedingt den Arzt konsultieren.

Letztes gilt auch bei starkem und anhaltendem Nasenbluten. Als erste Hilfe lagere man hier den Patienten hoch und lasse ihn kaltes Wasser in die Nase ziehen. Bei leichtem

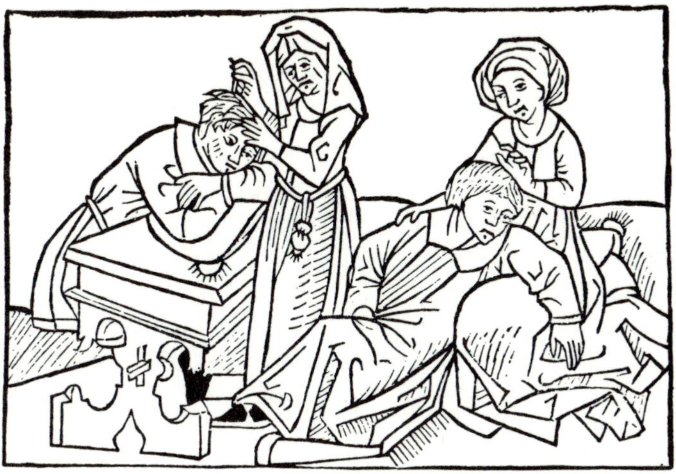

Nasenbluten dagegen genügt es im allgemeinen, mit kaltem Wasser befeuchtete Tücher auf Kopf und Schulterblätter zu legen. Etwas Essig im Wasser verstärkt die Wirkung.

Lästige Haare soll man nicht ausreißen, sondern nur mit einer kleinen Schere zuschneiden, da sie einen natürlichen Schutz gegen Erkältung und Ansteckung darstellen. Bei Fremdkörpern vermeide man jedes Drücken oder gar den Versuch, sie mit einem Instrument herauszuholen. Oft hat schon ein Niesreiz durch eine Prise Schnupftabak geholfen.

Schwillt die Nase ohne ersichtlichen Grund an, so reibe man sie mit Arnikatinktur ein und lege dann ein mit Kamillentee getränktes Tuch auf.

Nicht jede rote Nase kommt vom Trinken, wie der böse Nachbar gern behauptet. Ursachen können Verdauungsstörungen sein, bei Frauen ein kranker Unterleib oder an einer kranken Nase selbst liegen. So stellte schon Dr. Voll fest:

Ist 's Naseninn're krank und wund,
tut's außen sich durch Rötung kund.
Da kann man oft sich Heilung kaufen
durch tiefes Atmen, tiefes Schnaufen.

Nicht vergessen werden darf natürlich der Schnupfen. Zwar galt und gilt die Meinung, er würde vierzehn Tage dauern, ob man gegen ihn etwas unternehme oder nicht, trotzdem versuchte man, von ihm loszukommen.

Wer nicht gar so weichlich ist im Leben und nicht jedes kleine Lüftchen scheut, ist schon im vornherein weniger anfällig. Vorbeugend kann man auch, liegt das Übel bereits in der Luft, heißen Tee mit 20 Tropfen Kampfer-Spiritus trinken.

Ist dir aber ein Schnupfen »angeflogen«, halte Mund und

Nase über heißen Kamillentee; dabei wird der Kopf mit einem Tuch bedeckt, um das Entweichen der Dämpfe zu verhindern. Dieses Dampfbad empfiehlt sich mindestens dreimal täglich, wenn der Schnupfen schon länger dauert oder bereits chronisch geworden ist. Hier gebe man noch einige Tropfen Arnika-Tinktur hinzu und spüle zusätzlich langsam mit warmem Kamillentee den Mund.

Mund und Nase können ferner mit einem Wasser gespült werden, in dem Blüten des schwarzen Holunders abgekocht wurden und das mit etwas Essig versetzt ist.

Gute Dienste leistet seit alters auch roter Wein. Man erhitze ein Viertel zusammen mit 3 Nelken, trinke es allmählich, wobei man jeden Schluck längere Zeit im Mund behält, und ziehe einige Tropfen davon in die Nase.

Nasentropfen – es genügen dreimal täglich drei bis vier – bekommt man auch, wenn man Zwiebel und Weingeist ansetzt.

Als heilkräftig gelten auch verschiedene Tees, etwa zubereitet aus den Fruchtstielen der Sauerkirsche, aus Fenchel und aus Huflattich, den man von Mai bis Juni sammelt. Letzte sollten zusätzlich mit Honig gesüßt werden. Gegen verschleppten Schnupfen mit Schleimauswurf hilft der Tee aus Ehrenpreis (im Frühjahr zu sammeln), gegen Katarrh der Brust der aus 6 bis 8 Blumen der Königskerze, den man tagsüber wiederholt in kleinen Mengen trinkt.

Auch auf die Atemkur sei verwiesen, die Dr. Voll so beschreibt:

Will gar so sehr die Nase laufen,
mußt du durchs eine Loch tief schnaufen.
Natürlich darfst du nicht vergessen,
das andere Loch fest zuzupressen.
Zehn-, zwölfmal mußt du dich bemühen,
ganz tief den Atem einzuziehen.

Dies wiederholt man öfter täglich
– Erleicht'rung bringt es ganz unsäglich.
Bei Ausatmung an Kraft nicht sparen;
sie soll als wie ein Sturmwind fahren.
Darauf wird tüchtig noch geschneuzt,
daß sich der Nebenmann bekreuzt.

Schon bei den ersten Anzeichen eines Schnupfens fette man im übrigen die Nasenlöcher und die Mundwinkel mit Schweineschmalz ein, damit sie nicht wund werden. Sind sie es aber schon, so kann man mit Arnikatinktur Abhilfe schaffen.

Ohr

Auch hier gilt der Satz: Vorbeugen ist besser als Heilen! – d. h., wenn schon das Innere des Ohres gegen Kälte empfindlich ist, sollte man es im Winter durch Ohrenwärmer oder Watte schützen. Wer aber schon ein Ohrenleiden hat oder dafür anfällig ist, darf auch während des Jahres bei Zugluft den Schutz nicht vergessen.

Will man sein Ohr schonend reinigen, kann man dies ab und zu mit einer weichen Gänsefeder – nie aber mit dem Federkiel! – versuchen. Wenn im Alter das Gehör nachläßt, sollte man freilich diese Pflege dem Arzt überlassen.

Ohrenschmerz und Ohrensausen lassen nach, wenn man sich hinter dem Ohr mit Schnaps einreibt. Um die Schmerzen abzuziehen, kann man sich auch nachts mit dem kranken Ohr auf ein Hasen- oder Katzenfell oder am Tag auf ein Tuch mit erwärmtem Apfelwein oder Apfelweinessig legen.

Als besonders wirksam gilt ferner, sich an mehreren Tagen einen Wattepfropfen in die Ohren zu stecken, den man mit einer Mischung aus Kiefernnadelabsud und rotem Wein (zu gleichen Teilen) getränkt hat.

Bei Ohrenstechen tränkt man ein Tuch mit nicht zu heißem Kamillentee und legt sich mit dem kranken Ohr so darauf, daß dieses luftdicht abgeschlossen wird. Ist die Feuchtigkeit verdampft oder erkaltet, feuchtet man das Tuch wieder mit warmem Tee an. Bei rheumatischen Ohrenschmerzen hilft sehr schnell, wenn man äußerlich geriebene Zwiebeln auflegt, bei Schmerzen infolge einer Erkältung der Genuß von Holundertee.

In fließende Ohren tropft man kalte Hanfsamenmilch ein, für die zuerst eine Handvoll Hanfsamen in einem Liter Milch aufgekocht wird. Hier erweist es sich auch nützlich, mit einem Absud von Kiefernnadeln die Ohren zu waschen und anschließend einige Tropfen einzuträufeln.

Sitzt der Schmerz aber hinter dem Ohr oder rührt er von einem Schlag bzw. Fremdkörper her, kann nur noch der Doktor helfen.

Auge

Wenn das einfache Volk eine Pflanze »Augentrost« nennt, beweist der Name, daß es schon immer verstanden hat, die umgebende Natur zur Pflege seiner Gesundheit heranzuziehen.

Speziell aus diesem Kräutlein läßt sich ein Saft pressen, der, verdünnt mit Wasser, gegen Bindehautentzündung hilft, wäscht man damit die Lider. Dasselbe Augenwasser kann man zu einem Bad verwenden: Man tränkt damit Läppchen, legt sie auf die Augen und versucht dabei, duch Zwinkern ein wenig von dem Wasser unter die Lider zu bekommen. Augentrostsaft reibt man auch bei Augenschwäche auf die Lider und nimmt zusätzlich täglich zweimal 1 bis 2 Eßlöffel

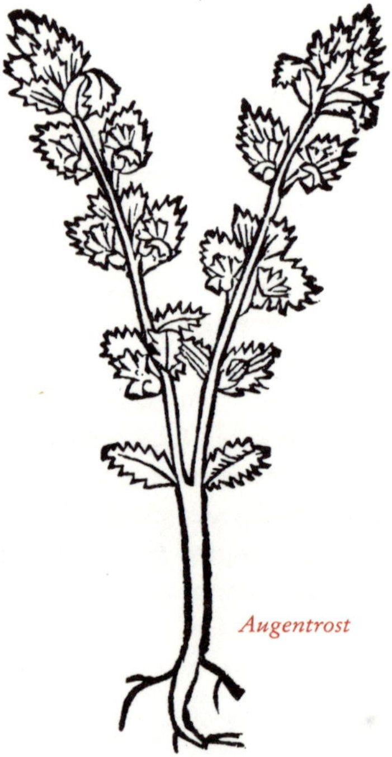

Augentrost

davon ein. Im übrigen kann die getrocknete Pflanze auch als Absud verwendet werden.

Für schwache Augen ist auch der Saft der Fenchelwurzel gut, der in einem Zinn- oder Porzellangeschirr kühl aufbewahrt wird, oder einfach frisches Quellwasser. Mit diesem wasche man die Augen, schließe sie, lege Zeige- und Mittelfinger darauf und rolle eine Minute lang den Augapfel. Das nützt vor allem schwachsichtigen Kindern sehr. Reines Wasser hilft noch bei Verätzungen jeder Art, auf übermüdete Augen lege man ein mit frischem Quellwasser benetztes Tüchlein.

Nicht nur unangenehm kann ein triefendes Auge sein, zu dem Dr. Voll feststellt:

Mit etwas Sorgfalt, etwas Pflege
geht man dem Übel aus dem Wege.
Denn wenn der Tränengang verrammelt,
kommt's, daß das Wasser sich ansammelt.
Man kann Erleicht'rung nur gewinnen,
wenn man das Lid wischt stets nach innen.
Doch wer es macht oft umgekehrt,
dem wird der Mißstand bald beschert.

Gegen entzündete Augen werden Ahornblätter in Wein gekocht, in diesem Sud Läppchen angefeuchtet und aufgelegt. Bewährt hat sich auch der Saft der Borsdorfer Äpfel. Man streicht ihn morgens und abends in die Augen und wäscht diese nach einer Viertelstunde. Bei entzündeten, dazu stark schmerzenden Augen binde man Holunderblätter über und wechsle sie, wenn sie warm geworden sind.

Ein anderer Rat: Augenschmerzen werden von frischer Baldrianwurzel »abgezogen«, welche die Nacht über auf der Stirne bleiben soll. Man kann sie bis zum Morgen dort belassen, jedoch nicht ein zweites Mal verwenden. Bewährt hat es sich auch, das Kraut der Petersilie zu zerquetschen, mit reinem Brunnenwasser zu übergießen und mit diesem Saft befeuchtete Tücher über die Augen zu legen. Doch gilt: Nicht zu kalt und nicht länger als eine halbe Stunde dreimal am Tag auflegen.

Schlehdornblüte und Kamille, zu gleichen Teilen in Milch gekocht und warm in einem Tüchlein über die Augen gelegt, ist als altes und gutes Mittel gegen alle Augenkrankheiten bekannt, das man täglich zweimal, jeweils eine Stunde lang, anwendet. Ein Absud von Blättern und kleinen Ästchen des

Weinstockes, ebenso gebraucht, hilft bei chronischen Augenleiden und Entzündungen.

Bei Fremdkörpern sollte man nach Dr. Voll folgendes beachten:

Am besten geht's beim untern Lid,
weil dies man leicht nach abwärts zieht.
Man legt den Finger einer Hand
dicht an des untern Lides Rand.
Das Lid wird abwärts sanft gezogen
bis an des Augenrandes Bogen;
wer nur ein wenig hat Geschick,
entfernt sie dann im Augenblick.
Doch Zufall kann's auch mit sich bringen,
daß unter's obere Lid sie dringen.
Da brauchst du gar nicht lang zu stümpern,
pack's ob're Lid an seinen Wimpern,
zieh's übers untere herüber,
blick auf- und abwärts, 'rüber, 'nüber.
Dadurch wird es bald gelingen,
sie vom Auge wegzubringen.

Hängt aber der Fremdkörper in der oberen Lidspalte fest, ist das obere Lid umzukehren: Das Auge blickt dabei zunächst nach unten. In die Lidfalte wird mit leichtem Druck ein längerer runder Gegenstand gelegt – wer geschickt ist, kann auch einen Finger nehmen –, das Lid selbst an den Wimpern angefaßt, etwas nach unten gezogen und umgebogen.

Was gegen Hautunreinheiten und -verletzungen tun?

Pickel und Mitesser

Zu Recht stellt Dr. Voll fest:

Wenn sich die jungen Herrn entwickeln,
ist oft das Antlitz voll von Pickeln –

doch beschränken sich diese unschönen und lästigen Hautunreinheiten bekanntlich nicht nur auf die Entwicklungsjahre und hier auf das männliche Geschlecht. Denn wer etwa großporige Haut hat, wird auch immer wieder Bekanntschaft mit Mitessern machen, die sich leicht entzünden können.

Bei Hautunreinheiten sollte der davon Betroffene zunächst vermehrt auf Sauberkeit und geregelten Stuhlgang achten, scharfes Würzen vermeiden und viel Blutreinigungstee trinken. Als besonders bewährt gilt die Schwefelseife, die, wie folgt, angewendet wird:

Die Seife muß man gut verreiben,
des Nachts soll sie dann liegen bleiben.
Erst morgens soll man sie verschäumen,
mit heißem Wasser 'runterräumen.
Der Pickel wird dann ausgepreßt,
was sich sehr leicht dann machen läßt.

Auch Weidenrinde, eine Viertelstunde vor dem Waschen in das Waschwasser gelegt, hat früher schon vielen geholfen.

Blüht die Nase aus, d. h. bilden sich Wimmerl oder entzünden sich Mitesser, kratze und drücke nicht daran, sondern lege Wattebäuschchen, mit Kamillenabsud getränkt, auf, und mache sie durch ein Pflaster fest. Die lästigen Mitesser wirst du los, wenn du öfter ein mit gut warmem Wasser getränktes Handtuch auflegst. Schwären sie, werden sie mit Arnikatinktur betupft und ausgedrückt, ist das Geschwür zurückgegangen.

Warzen

Warzen sind zwar nicht unbedingt eine Zier – deshalb gibt es schon seit alters verschiedene Sympathiemittel dagegen –, doch sind sie im allgemeinen harmlos. Gefährlich aber ist es, sie einfach wegzuschneiden. Auch wenn die Haut um sie herum anschwillt oder sich entzündet, braucht man den Doktor; denn dann könnte Hautkrebs die Ursache sein.

Ansonsten darf bei Warzen als bewährt gelten: Man feuchte geriebene Eichenrinde an und lege sie so lange darüber, bis das Pulver trocken ist, oder man reibe die Haut dicht um die Warze mit Arnikatinktur ein.

Wenn Warzen bluten, dann schmiere man sie mit Schweineschmalz; sie lösen sich und fallen bald ab.

Hühneraugen und Schwielen

Die Gäste sind gar ungebeten,
die uns auf's Hühnerauge treten.

Nun gilt es, nicht nur das Hühnerauge zu beseitigen, sondern auch die Ursache dafür – und das ist bei der heutigen Schuhmode nicht immer so leicht, hat man etwas empfindliche Füße.

Bevor man ein Mittel anwendet, sollten zunächst die Füße mit einem Laugebad von Buchenasche oder in heißem Soda-

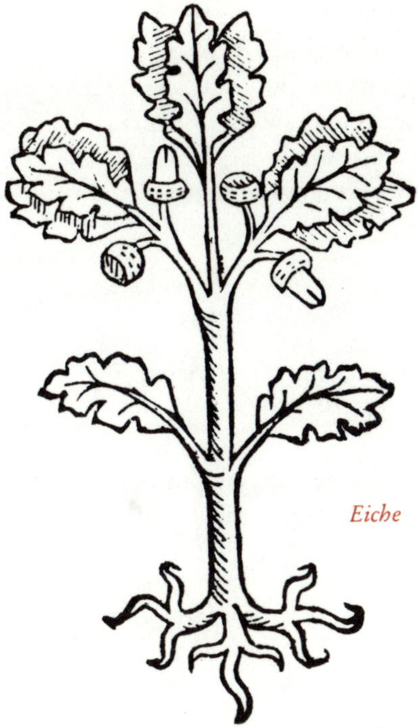

Eiche

bad gewaschen werden; dadurch wird die hornige Stelle schon leicht aufgeweicht. Dann nehme man ein zerquetschtes Blatt der Hauswurz – man kann auch von einem Blatt die Oberseite abheben und eine Schnittfläche verwenden – und lege es auf das Hühnerauge, und zwar morgens und abends, bis dieses sich schmerzlos entfernen läßt.

Auch zerdrückte Zwiebel, mit etwas Salz vermengt, bewirkt, daß ein Hühnerauge nach einigen Tagen leicht ausgelöst werden kann.

Gegen Schwielen rät Dr. Voll zu folgender Kur mit Schmierseife (Kaliseife):

Vortrefflich wird es immer passen,
nachts zu verwenden große Massen.
Damit nicht kommt ins Bett ein Schmutz,
gewährt ein Handschuh sichern Schutz.
So werden zart und weich die Schwielen;
die Heilung läßt sich dann erzielen.

Lästiger Juckreiz

Oft kann man eher Schmerz ertragen
als des Juckens arge Plagen.

Dies wird wohl jeder bestätigen, der einmal von diesem Übel befallen war. Leider liegen die Ursachen dafür auch oder

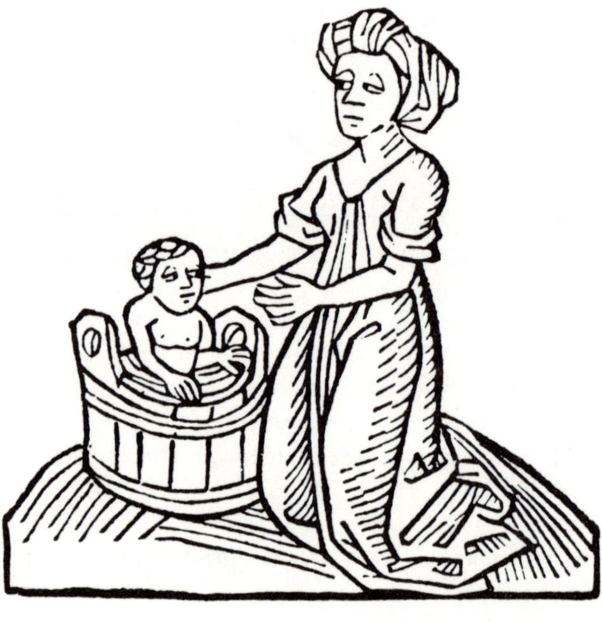

gerade heute nicht immer klar auf der Hand, während rasche Abhilfe nötig ist.

Lästiges Hautjucken soll man nach dem Rat der Alten nicht durch Kratzen vertreiben. Man klopfe oder schlage vielmehr die davon betroffene Stelle mit der Hand und fahre mit einer nicht zu rauhen Bürste nach. Juckende Hautstellen kann man außerdem mit Rettich einreiben oder dem Saft, den er nach dem Einsalzen ausschwitzt. Auch Apfelmost oder Apfelwein lassen sich so verwenden.

Wer vom Jucken viel geplagt ist, sollte im übrigen immer Erlenrinde vorrätig haben und jeweils eine gehäufte Hand voll zerkleinerter Rinde ins Badewasser tun. Dies hilft auch, wenn der Juckreiz nach Erfrierungen auftritt.

Furunkel

Bei Furunkeln ist jeder Leichtsinn fehl am Platz. Deshalb kann man mit Dr. Voll nicht deutlich genug warnen:

Mit allem Nachdruck ruf ich's zu:
Laßt den Furunkel hübsch in Ruh'!
Gönnt ihm die Zeit, sich auszureifen
und nicht zu bald zum Messer greifen!
Auch soll man nicht zu frühe drücken,
ihn auszupressen, wird nicht glücken;
denn Eiterstoffe schwerster Art,
die werden sorgsam aufbewahrt
durch einen Schutzwall, den im Bogen
Blutzellen ringsherum gezogen.
Schneid't man zu tief, drückt mit Gewalt,
so sprengt der Schutzwall alsobald.
Das Gift dringt in den Körper ein;
Tod kann sogar die Folge sein.

Gleich zur Vorbeugung sollte, wer zu Furunkeln neigt, über längere Zeit morgens Blutreinigungstee trinken und dazu scharfe Speisen vermeiden. Schnaps ist auf jeden Fall verboten.

Schmerzlindernd wirkt bei Furunkeln, abwechselnd kalte und warme Umschläge zu machen. Hafergrütze, mit Kamillentee angeweicht, läßt sich ebenso verwenden. Überhaupt bringen Breiumschläge jeder Art, heiß aufgelegt, einen Furunkel auch schnell zur Reife. Öffnet er sich dann selbst, nehme man ein sauberes Tüchlein und drücke den Eiter mit aller gegebenen Vorsicht heraus. Die Heilung wird jetzt sehr rasch erfolgen.

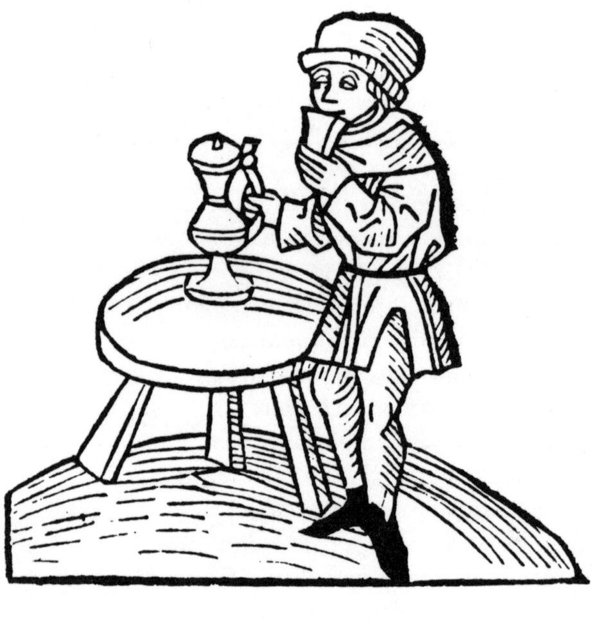

Als wirksam gegen Schmerzen und heilend gilt auch das Auflegen von frischen Weidenblättern oder Weidenrinde, von fein gestoßenen Ulmenblättern, die man wechselt, wenn sie sich erhitzt haben, und das Waschen der Geschwülste mit folgendem Sud: Eine Handvoll Zinnkraut läßt man in 1 bis 2 Liter kochendem Wasser eine halbe Minute stehen, erkalten und durch ein Tuch laufen.

Bei allen Maßnahmen aber ist höchste Reinlichkeit geboten, weil der austretende Eiter, gelangt er auf eine andere Stelle der Haut, neue Ansteckung hervorruft. Es empfiehlt sich also, die um den Furunkel liegende Haut mit Weingeist abzureiben.

Brandwunden

Von je man unterschieden hat
bei den Verbrennungen drei Grad:
Beim ersten ist nichts abgetötet
und nur die Oberhaut gerötet.
Beim zweiten werden Schmerzen rasen,
es bilden sich dann sehr bald Blasen.
Verkohlung, das ist jammerschade,
tritt schließlich ein beim dritten Grade.

Für leichte und mittlere Verbrennungen der Haut kannte man zu Großmutters Zeit ein sehr bewährtes Mittel: Leinöl und Kalkwasser wurden, zu gleichen Teilen vermischt, rasch auf die Brandwunde gestrichen. Dies kühlt wunderbar, nimmt dadurch augenblicklich die Schmerzen, ist aber – infolge Erwärmung – öfters zu wiederholen. Auch gute Öle oder geriebene Kartoffel lassen sich so verwenden.

Sehr schmerzlindernd wirkt ferner, einfach Selterswasser und anderes kohlensaures Wasser über die verbrannte Haut zu gießen oder das betroffene Glied in ein richtig temperiertes, warmes Bad zu stecken.

Um Brandwunden so rasch wie möglich vom Zutritt der Luft abzuschließen, kann man sie reichlich mit Mehl bestäuben und darüber Tücher und Watte legen. Nach einiger Zeit sollte man die Verletzung aber mit Arnika- oder Baldriantinktur waschen, da dies zur schnelleren Heilung beiträgt.

Ein anderer Rat: Hat man die Brandbinde abgenommen oder ein Brandwundenmittel abgewaschen, reibe man die geschlossenen Wunden mit einer Zwiebel ein. Das ist gut zur Heilung und beseitigt lästiges Jucken.

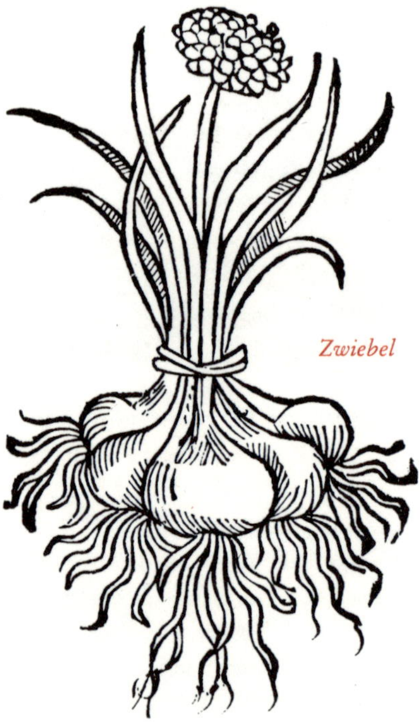

Zwiebel

Erfrierungen

Gar bitter werden stets empfunden
Frostbeulen, diese argen Wunden,
weil sie oft gar so lange währen
und alle Jahre wiederkehren.

Kälte sollte zunächst mit Kälte bekämpft werden. Deshalb reibe man erfrorene Ohren, Finger oder Wangen zuerst mit Schnee ein, erst dann beginne man vorsichtig mit Zwiebelsaft, Öl oder einer Mischung aus Arnika und Glyzerin.

Eine gute Salbe gegen Erfrierungen und Frostbeulen läßt sich aus Schweinefett und ganz feinem Linsenmehl, das auf dem Ofen gedörrt wird, herstellen. Man bereitet sie jeweils frisch vor dem Schlafengehen, streicht sie auf die erfrorenen Glieder, bindet ein Tuch darüber und wischt sie morgens wieder ab.

Bewährt hat sich auch, geriebenen Meerrettich mit (gleicher Menge) heißem Wasser zu übergießen, das Ganze eine halbe Stunde zugedeckt ziehen zu lassen und die schmerzenden Stellen einzutauchen bzw. damit Umschläge zu machen. Dies tut man, bis das Bad kalt ist.

Wunden und andere Verletzungen

Beim heutigen Stand der Medizin sollte man bei tiefen und stark blutenden Verletzungen, wozu auch die Bißwunden von Tieren zu zählen sind, nie auf den Arzt verzichten. Denn hier sind höchste Vorsicht und Reinlichkeit geboten, will man eine schwere Infektion vermeiden. Aber auch bei kleineren Wunden, die sich im bäuerlichen oder gewerblichen Alltag nicht vermeiden lassen, ist Reinlichkeit angebracht. Meist genügt es hier allerdings schon, sie mit Wasser auszuspülen.

Für die Wunden selbst bediene man sich der Salben, deren Zubereitung im Anhang beschrieben wird. Hautabschürfungen kann man auch mit reinem Schweineschmalz verdecken.

Sind kleinere Wunden einmal verharscht, dann heilen sie schnell, wenn man sie mit Arnikatinktur betupft. Man verwende die Tinktur aber nicht, solange Wunden noch offen sind. Dies gilt auch für alle anderen Tinkturen. Nur in Weingeist angesetzte Holunderblüten und Blätter können als Tinktur auch auf kleinere Wunden, die noch nicht geschlossen sind, mit einem Leinenläppchen aufgelegt werden. Bei oberflächlichen Verletzungen rät Dr. Voll:

Viel besser noch als schlecht verbunden
ist offen lassen seine Wunden.
Zum Beispiel, wenn mit ihren Tatzen
der Hausfrau liebe Kätzchen kratzen,
so wird das Blut ganz schleunig stocken
und auf den Kratzern sehr bald trocken.
Der Schorf wird uns dann Schutz verleihn,
er hält die Wunde völlig rein.

Wundliegen

Bei bettlägerigen Kranken, besonders älteren Leuten, besteht immer die Gefahr, daß sie sich aufliegen. Schon bei ersten Anzeichen reibe man die anfälligen Stellen mit Arnikatinktur ein und gebe dem Kranken statt Leinwand Flanell als Unterlage.

Eine gute und bewährte Salbe für die Wunden selbst erhält man, wenn man eine dicke Abkochung von Eichenrinde mit

Schweineschmalz mischt. An Stelle der Eichenrinde ist es auch möglich, Rinde und Blätter der Ulme abzukochen, für Schweineschmalz läßt sich auch Butter verwenden, doch muß im letzten Fall der Kranke nach zwei Stunden gewaschen und die Einreibung der Salbe wiederholt werden.

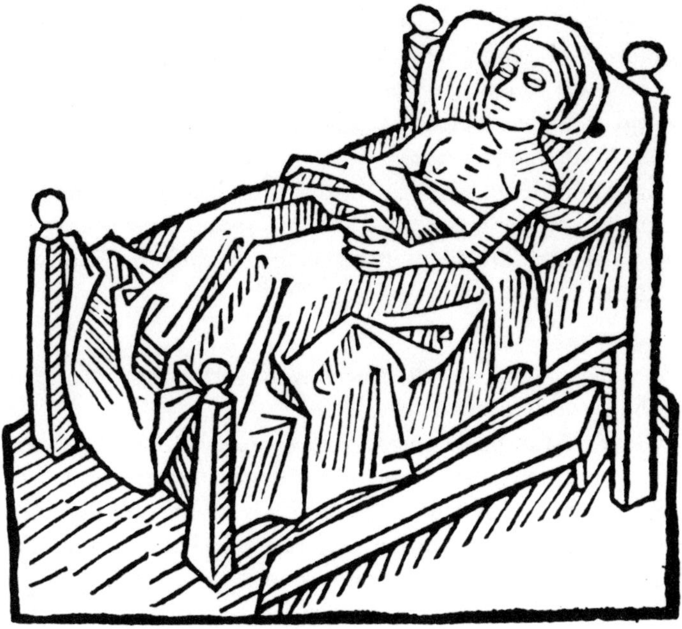

Mund und Rachen

Mundgeruch und Mundfäule

Ständiger Mundgeruch ist nicht nur unangenehm und lästig, sondern kann dazu noch ernstere Ursachen haben. Deshalb sollte, wer längere Zeit damit geplagt ist, einen Arzt zu Rate ziehen.

Für einige Zeit wird übler Mundgeruch freilich schon durch den Genuß von Obst, wie sauren Äpfeln, Birnen und Waldbeeren genommen. Auch kann man gegen ihn ab und zu langsam Wacholderbeeren kauen und sie längere Zeit im Mund behalten. Ähnliche Wirkung haben Wacholdersaft oder Wacholderschnaps.

Liegt die Ursache dafür in der Mundhöhle oder an den Zähnen, empfiehlt es sich, öfter am Tag mit einer Mischung aus 2 Teelöffel Zitronensaft und einem Viertelliter Wasser zu gurgeln.

Mundfäule wird durch Meerrettich verhindert, den man deshalb öfters essen sollte.

Gegen Mundfäule selbst gibt es verschiedene bewährte Hausmittel, etwa das Tannenbier, hergestellt aus dem Kochwasser junger Fichtenästchen und Sirup bzw. Honig, oder den Saft aus den Blättern des Heidelbeerkrauts und der Hauswurz, mit dem man die wunden Stellen bestreicht. Hauswurzblätter lassen sich auch gut zerkauen.

Man kann ferner Maulbeersirup, aus reifen Beeren und Zucker gekocht, langsam im Mund zergehen lassen, oder den Sirup aus Rosenblättern und Zucker, der auch bei Mundentzündungen anderer Art hilft.

Gleichzeitig wirkt dem Zahnfleischschwund entgegen, wer Rosmarinasche als Zahnpulver benutzt oder in Wein

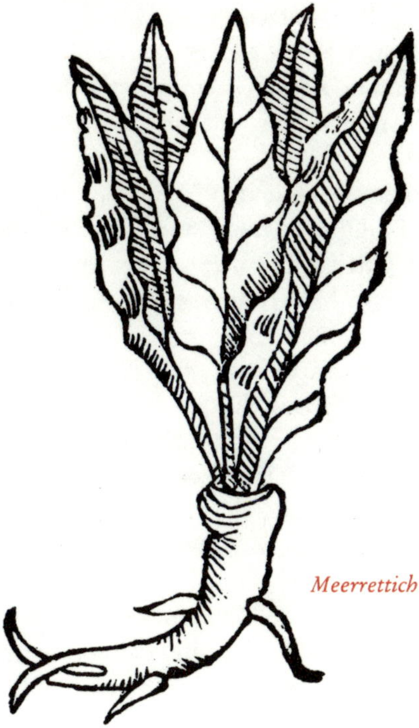

Meerrettich

gesottene junge Blätter und Sprossen der Himbeere in den Mund nimmt.

Altbekannt dürfte sein, daß man blutendes, schwammiges Zahnfleisch seit jeher mit Zitronensaft bestreicht.

Zahnschmerzen

Zwar soll es auch heute noch Menschen geben, die bis ins hohe Alter ihr gesundes Gebiß besitzen, doch machen die meisten von uns Bekanntschaft mit Zahnschmerzen und, helfen auf die Dauer keine Mittel, mit dem Zahnarzt. Immerhin kann man es zunächst einmal mit dem versuchen, was uns die Vorfahren als gut und wirksam überliefert haben.

Bei Zahnschmerzen spüle den Mund mit Tee von Blüten des schwarzen Holunders oder einem gut warmen Absud der Kamille. Auch heiße Kamillenumschläge auf die Wangen oder Umschläge von Meerrettich, mit Essig vermischt, sind recht wirksam.

Ferner kann man, soweit es sich nicht bereits um ein offenes Zahngeschwür handelt, das Zahnfleisch mit Arnikatinktur betupfen oder mit einem Pulver aus Blättern und Wurzeln des Schachtelhalms einreiben. Der Saft der Tabakblätter hilft speziell bei solchen rheumatischen Zahnschmerzen, die von Erkältungen oder Gesichtsrheumatismus kommen.

Zur Massage des Zahnfleisches ist ein gesättigter Absud von Eichenrinde gut, der auch die Zähne festigt. Werden Zähne locker, so kaue man Kalmuswurzel und spüle den Mund mit Salbeitee.

Mandelentzündung

Kinder gehören nach alter Erfahrung bei Mandelentzündung ins Bett, sollten aber dort nicht auf dem Rücken, sondern auf der Seite der erkrankten Mandel liegen.

Ansonsten nehme man gegen die Schmerzen kleine Eisstückchen in den Mund und spucke das sich bildende Eiswasser aus. Eis legt man bei fiebriger und eitriger Mandelentzündung auch auf die Wange, läßt es eine Viertelstunde darauf und spült dann den Mund mit warmem Kamillentee.

Als ausgezeichnetes Mittel gegen geschwollene Mandeln

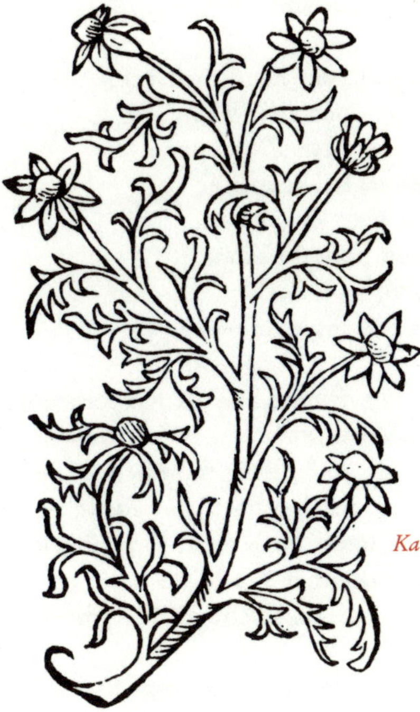

Kamille

gelten getrocknete schwarze Johannisbeeren, trocken und vollreif gepflückt und im Backofen gedörrt, aber nicht verbrannt. Man läßt sie im Mund aufweichen und schluckt sie dann.

Gut ist auch, warmen Holundertee zu trinken und mit ihm die Mundhöhle zu spülen. Weiterhin kann man mit einem Aufguß von Kamille und Holunderblättern, dem eine Messerspitze Salpeter zugefügt wird, oder mit einem halben Liter Milch, in dem man eine Knoblauchknolle mitgekocht hat, gurgeln.

Mumps und Keuchhusten

Ist die Mumps auch ein Kinderschreck,
so bringt man sie doch sehr leicht weg.
Man nennt sie auch den Ziegenpeter,
den Bauernwetzel, Backenvetter,
auch Tölpel hat man sie genannt.
Sie ist im ganzen Land bekannt.
Und ist sie da, tu dich beeilen,
dann ist sie sehr leicht abzuheilen.

Ziegenpeter gilt in erster Linie als Kinderkrankheit, bei der unbedingt für Bettruhe zu sorgen ist. Bewährt hat es sich, dreimal täglich ein in heißem Kamillentee getränktes Tuch auf das Ohr und die geschwollene Backe zu legen und es darauf zu lassen, bis es noch nicht ganz abgekühlt ist. Dann erneuere man es dreimal. Auflegen kann man auch frische Holunderblätter, falls es solche gerade gibt.

Bei Keuchhusten, der wie die Mumps hauptsächlich Kinder befällt, ist ärztliche Hilfe immer angebracht, doch sollte man sich auch einfacher Ratschläge und Mittel erinnern, wie sie Dr. Voll aufgeschrieben hat:

Ganz frische Luft laß herrschen immer
in der Kinder Krankenzimmer.
Das beste wird es immer sein,
wenn's Kind liegt immerdar im Frei'n.
Ein heißer Umschlag um die Brust
dient Kind und Pfleger meist zur Lust;
ein kühler Umschlag um die Waden
wird keinesfalls dem Kinde schaden.
Und ganz besonders gebt drauf acht,
daß Ruh es findet in der Nacht.

Wenn wir den Kopf nach hinten drücken,
erfüllt die Ruh' uns mit Entzücken.
Im Bett wird's Hälschen vorgetrieben,
wenn wir 'ne Rolle unterschieben;
vom Zäpfchen wird die Zunge frei
und mit dem Reiz ist es vorbei.

Vergessen sollte man aber auch nicht, schwarzen Johannisbeersaft, Kamillentee, Salbeitee – alle stark mit Honig gesüßt, letzteren zusätzlich mit etwas Weinessig gemischt – zu geben.

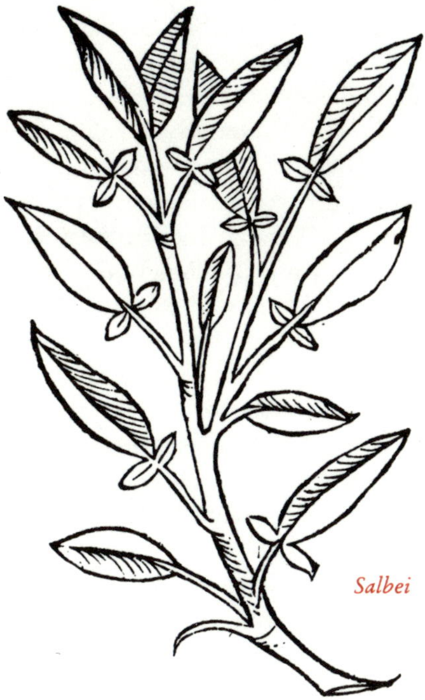

Salbei

Bewährt haben sich daneben Porree und Porreesaft, Zwiebelsaft und Zwiebel. Letzte wird in Asche gebraten, ihr breiiges Innere auf Hals und Brust gelegt und, bevor es völlig erkaltet, gewechselt.

Sonstige Halsbeschwerden

Gefürchtet war zu Großmutters Zeit vor allem die Halsbräune oder Diphtherie. Ihr ging man besonders durch Umschläge und Halspackungen zu Leibe, wobei man Heublumen mit heißem Wasser übergoß und sie in Tüchern um den Hals legte. Dazu gurgelte man mit Zitronenwasser und machte zusätzlich warme Wadenwickel.

Ein Heublumenumschlag bis zu den Ohren hin hilft übrigens bei allen Halsbeschwerden. Dazu trinke man in kleinen Schlucken heißen Kamillentee, den Tee von den Blüten des schwarzen Holunders, dem man ein paar Lindenblüten beimischt, oder Holundertee, aus Blättern und Blüten (zu gleichen Teilen) bereitet. Einen guten Trank ergeben ferner getrocknete schwarze Johannisbeeren, wobei einige Tropfen Zitronensaft die Wirkung noch verstärken.

Bei Heiserkeit, Halsweh und Atemnot nimm Zwiebelsaft mit Zucker, stündlich zwei Eßlöffel voll. Gegen rauhen Hals koche eine halbe Stunde lang einen Löffel Hanfsamen in einem Liter Wasser, gieße das Klare ab, versüße es mit Zucker und trinke tagsüber mehrmals davon.

Viele dieser Mittel, etwa der Holundertee, haben sich auch bei Husten als nützlich gezeigt. Hingewiesen sei hier ergänzend nur noch auf den Schlüsselblumenabsud, den man mit Honig oder Zucker süßt, sowie auf das Sonnenblumenöl. Bei Hustenreiz können drei Tropfen davon genommen werden; man trinke aber nicht nach und esse eine Stunde lang nichts.

Bei einem Fremdkörper stellt Dr. Voll fest:

Wenn nun im Rachen etwas steckt,
was mit dem Aug' noch wird entdeckt,
mußt tief du in den Hals dann langen,
der Zeigefinger wird's schon fangen.
Bei Kindern geht dies meist sehr leicht,
weil da der Finger tiefer reicht.
Man muß zum Schutze vor den Zähnen
die Unterlippe drüber dehnen.

Kropfbildung

»Es hatt' ein Mann von Langensalz
'nen zentnerschweren Kropf am Hals.
Ich schnürt' ihn mit dem Hemmseil zu.
Probatum est. Er hat jetzt Ruh.«

Diese Methode Doktor Eisenbarts mag wohl in diesem Fall recht wirksam gewesen sein, der Allgemeinheit aber ist sie nicht ohne weiteres zu empfehlen.

Mit Erfolg verwendete man dagegen früher folgendes Mittel. Man verbrannte einen Badeschwamm (Meerschwamm), mischte die Asche mit ein wenig Eichenrinde, feuchtete das Ganze an und legte es auf den Kropf. Diesen vertreiben oder wenigstens im Wachstum stoppen soll auch Sauerampfer, in Wein gesotten und als Pflaster auf den dicken Hals gelegt.

Im übrigen weiß auch schon die Volksheilkunde, daß vor allem Jodmangel zur Kropfbildung beiträgt – allzuviel Jod schadet andererseits – und wendet jodhaltiges Salz gegen Kropfbildung und Kropf an. Sie rät: Will ein Kropf entstehen, so nehme man Salz, Hauswurz und Unschlitt, bereite daraus eine Salbe und lege sie auf die betroffene Stelle. Und: Gegen den Kropf trinke man mehrmals täglich einen Eßlöffel Salzsole in einer Tasse Milch und mache äußerlich mit erwärmter Salzsole Umschläge auf den Kropf.

Nicht jedem kann damit freilich geholfen werden und oft ist eine Operation unumgänglich.

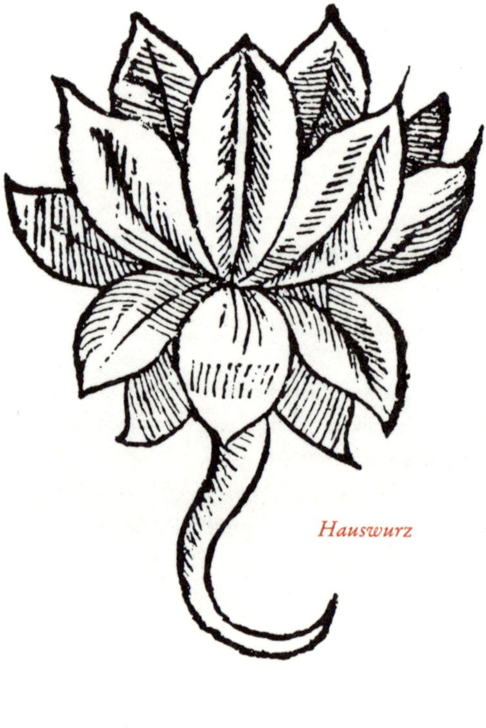

Hauswurz

Bei Grippe und Fieber

Die Grippe, als Influenza schon den Voreltern bekannt, ist eine übertragbare und nicht ganz ungefährliche Krankheit. So sollte man bei älteren Leuten und starken Rauchern neben eigener Hilfe unbedingt den Arzt beiziehen, falls solche von ihr befallen werden.

Bei leichter Grippe trinke Lindenblütentee und versuche zu schwitzen. Doch darf eine Schwitzkur nicht zu lange dauern, damit man nicht zu sehr geschwächt wird. Zur Stärkung kann dann ein halber Liter Bier dienen, in den man drei Stück Zucker und ein Eiweiß gerührt hat.

Bettruhe kürzt im allgemeinen den Verlauf der Krankheit ab, doch sollte die Zimmerluft immer frisch sein. Man halte ferner die Brust warm und nehme Tee von Salbei, nur wenig gesüßt und mit Apfelsaft vermischt, oder von Holunderblüten zu sich. Auch Huflattichblätter und etwas Spitzwegerich kann man überbrühen und dreimal täglich eine Tasse davon trinken.

Gut ist schon am Morgen ein Glas Glühwein, von dem man auch etwas auf die Brust reibt.

Fieber ist zunächst als Selbstschutz des Körpers zu betrachten, bei dem Erreger irgendwelcher Art durch gesteigerten Stoffwechsel bekämpft werden. Eine Gefahr bringt aber, besonders bei älteren Leuten, die damit einhergehende Entkräftung mit sich, so daß es ratsam scheint, das Fieber zu senken. Im übrigen muß auch die fieberhafte Krankheit selbst behandelt werden.

Während des Fiebers sollte nach alter Erfahrung der Kranke das Bett hüten und nur leichte Nahrung wie Obst, Milch und Schleimsuppen erhalten.

Durststillend wirken dabei Apfelsaft, in Wasser eingemachte Preißelbeeren und verschiedene Tees. So halte man für den Kranken kalten Kamillentee bereit und gebe alle zehn Minuten eine halbe Tasse. Dies kann man genauso mit Blütentee der Königskerze tun; davon aber gebe man abends eine ganze Tasse voll. Ein vortrefflicher Fiebertrank läßt sich aus Rosinen herstellen. Man macht davon einen Absud, seiht ihn durch und läßt ihn erkalten. Von ihm kann der Kranke so viel trinken, als sein Durst verlangt. Oder: Man übergießt einen Teelöffel voll getrockneter Feldmohnblüten und

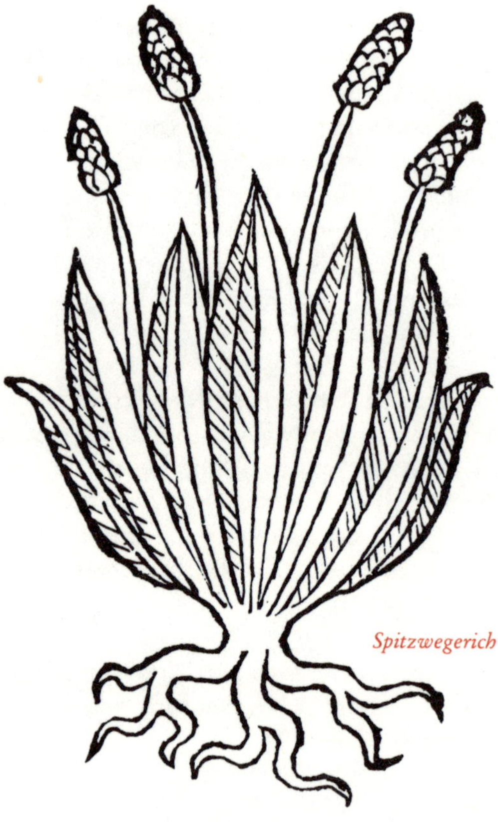

Spitzwegerich

-knospen mit zwei Tassen heißem Wasser, gibt etwas Zucker dazu und reicht dem Kranken nachmittags und abends je eine Tasse des warmen Getränks.

Wer zu fiebrigen Erkrankungen neigt, sollte übrigens im Frühling die Löwenzahnkur nicht vergessen, bei der feingeschnittene junge Löwenzahnblätter unter den Kartoffelsalat gemischt werden. Bei Fiebern selbst empfiehlt es sich, dreimal täglich einen Eßlöffel voll Saft der Löwenzahnblätter einzunehmen oder ebensooft fünf Tropfen (am Abend zehn) Arnikatinktur in einem Schnapsglas voll Wasser zu trinken.

Als fieberhemmend gilt auch seit altersher ein Absud der Weidenrinde. Man kocht einen Teil davon in fünf Teilen Wasser auf, läßt es fünf Minuten ziehen, seiht es durch und gibt dem Kranken alle zwei Stunden einen Eßlöffel voll davon. Bei Wechselfieber nimmt man statt der Weidenrinde die Eichenrinde. Kleine Gaben von Rosmarintee wirken sehr lindernd bei Fiebern, die nach Erkältungen und Katarrhen auftreten.

Nicht zu vergessen ist das abkühlende Bad, bei empfindlichen Kranken die kühle Packung oder Waschung, die das Fieber senken und wohltuend beleben soll. Im einzelnen rät hier Dr. Voll:

Dreimal im Tag macht man die Bäder;
Erquickung fühlt da wohl ein jeder.
Auf einunddreißig Grad sie wärmen
– dafür wird jeder Kranke schwärmen –
und dann auf fünfundzwanzig kühlen,
so wird man Lind'rung viel erzielen.
Not tut, daß ich es noch bekunde
die Dauer sei 'ne Viertelstunde.
Wenn man ein Bad nicht haben kann,
so muß halt hier der Umschlag dran.

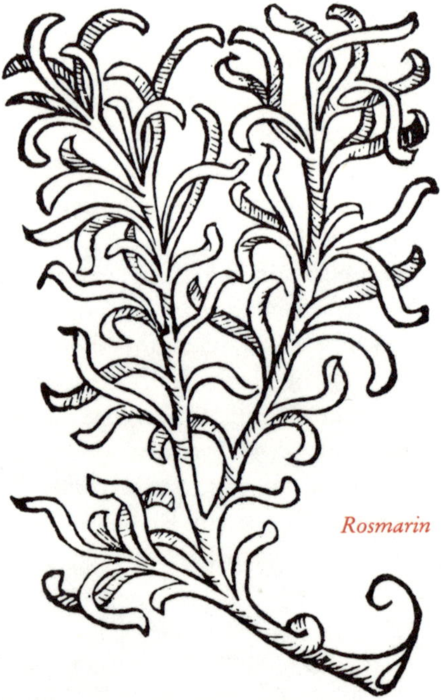

Rosmarin

So wird der ganze Körper nackt
ins feuchte Bettuch eingepackt;
darüber kommt ein trocknes Tuch,
das für den Kranken groß genug.
Daß Kopf und Arme bleiben frei,
das sage ich nur nebenbei.
Erst wenn verflossen zwei, drei Stunden,
wird der Körper aufgebunden.
Der Kranke wird dann gut frottiert,
bis er wohltuende Wärme spürt.
Wenn er dann fühlt ein süß Behagen,
hat gut der Umschlag angeschlagen.

Beschwerden in der Brust

Bei Schmerzen in der Brust ist nicht zu spaßen. Zwar versuchte man früher auch seine Brustfell- oder Rippenfellentzündung selbst zu kurieren und hatte sogar gegen Lungenkrankheit seine Hausmittel parat, doch sollte man heute in diesen oder ähnlichen schweren Fällen unbedingt der modernen Schulmedizin vertrauen. Hier gilt es aber schon, die ersten Anzeichen wie plötzlich auftretendes Stechen, ziehende Schmerzen u. ä. zu beachten und gleich einen Arzt aufzusuchen bzw. kommen zu lassen.

Freilich weiß man auch, daß einer Erkältung oft Brustkorbschmerzen nebenhergehen oder sich – vielleicht bei Wetterumschwung – in der Brust ein beklemmendes Gefühl einstellt. In solchen Fällen kann man natürlich auf das zurückgreifen, was uns die Alten als gut und brauchbar überliefert haben.

Verschiedene Beschwerden

Treten die Schmerzen nach einer Erkältung auf, dann trinke man mit Nelken und einigen Kümmelkörnern versetzten Glühwein. Hilfreich ist auch ein Viertel weißer oder roter Wein, dem man eine Knoblauchzehe, eine Nelke und ein Stück Zucker oder einen Löffel Honig hinzufügt. Stechen dabei die Rippen, so reibe man sich mit Franzbranntwein, dem man etwas Johanniskrautöl zusetzt, ein und trinke Spitzwegerichtee.

Gegen Verschleimung zerkleinere Meerrettich, gebe ein wenig Weinessig dazu und presse den Saft heraus. Davon sollte jede Stunde ein Teelöffel voll genommen werden. Sehr befreiend wirkt hier auch der Tee aus frischen oder getrockneten Huflattichblättern – man sammle sie im Mai – oder aus

Blättern und Blüten der Linde. Sitzt der Husten tiefer, höhle einen Rettich aus, fülle ihn mit Honig und Zucker, brate ihn – aufrecht stehend – über dem Feuer und nehme dann vom süßen Inhalt morgens einen Eßlöffel voll.

Bei Engbrüstigkeit sollte man die Brust mit echtem Terpentin einreiben, ein angewärmtes Wolltuch darüberdecken und dieses eine Stunde auf der Brust liegen lassen. Das wiederhole man wöchentlich mindestens einmal.

Spürt man eine Enge und Beklemmung auf der Brust, dann befeuchte Brust und Rücken mit Salbeitee, dem man etwas Butter zugefügt hat. Gut warmer Apfelwein als Umschlag hilft bei Atemnot.

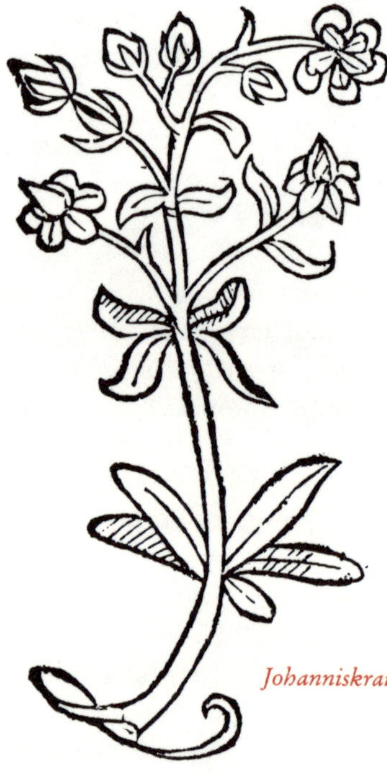

Johanniskraut

Nichts dagegen einwenden wird wohl der Arzt, wenn man neben seinen Ratschlägen und Anordnungen bei Brustleiden anderer Art auch auf dies oder jenes folgender Hausmittel zurückgreift:

Haben Kinder und Erwachsene mit Brustübeln zu tun, dann sollen sie Tee von den Blüten des Schlehdorns trinken und diesen stets vorrätig haben. Einen anderen Kräutertee, der mit Kandiszucker gesüßt wird, mischt man zu gleichen Teilen aus Schlehenblüten und Ehrenpreis, dazu aus einem halben Teil Lindenblüten.

Als bewährt gelten auch Schnittlauch, Karottensaft und Honig – teelöffelweise eingenommen – in den man junge frische Beifußblätter gegeben hat. Erleichterung bringen ferner Pappelblätter, in einem Tuch auf die Brust gelegt, oder ein Umschlag angefeuchteter heißer Heublumen.

Asthma

Bei Asthma war es früher Brauch, daß der Kranke täglich mehrmals einen Stein oder einen anderen Gegenstand von ca. 10 Pfund heben mußte. Nach dem Abstellen des Gewichtes mußte er sich – der Kopf wurde dabei zurückgehalten – aufrichten, strecken, die Brust dehnen und die Arme nach oben stoßen. Vielen wird das heute freilich zu schwierig erscheinen. Für sie sei an folgende einfachere Ratschläge erinnert, die ebenfalls Erleichterung bringen:

Gehe bei Asthma viel in den Wald und rieche an Tannen- oder Fichtennadeln, die du zuvor kräftig in der Hand gerieben hast.

Kaue unter tiefem Atmen Wacholderbeeren, esse geriebenen, mit Honig vermischten Knoblauch oder trinke heißen Weißwein mit Nelken, Wacholderbeeren und einigen Tropfen Zitronensaft.

Ist der Asthmatiker ein Raucher und will er davon nicht lassen, soll er unter 50 Gramm Rauchtabak zehn zerstoßene Wacholderbeeren und einige Körner Eichenrinde mischen.

Schluckauf

Gegen den Schluckauf, der entsteht, wenn sich das Zwerchfell stoßweise zusammenzieht, weiß Dr. Voll folgende bewährte Mittel:

Das Kochsalz wird so sehr gerühmt,
daß ihm zuerst Erwähnung ziemt.
'ne Messerspitze wird gereicht,
die auf der Zunge schnell verschleicht.
Dann schluckt man langsam es hinunter;
das soll oft wirken wie ein Wunder.
Sehr häufig wirkt auch für den Schlucker
ein wenig Essig auf 'was Zucker.
Umschläge auch mit viel Arak
beheben diesen Schabernack.
Legst dich auf Knie und Ellenbogen,
ist oft das Übel schnell verflogen.
Tief Atmen ist ein guter Brauch,
dabei ganz einzieh'n seinen Bauch,
anhalten lang auf voller Höhe
und dann verschwindet oft dies Wehe.

Herz und Blut

Herz

Das Herz ist seit alter Zeit der Inbegriff des Lebens. Steht es bei einem Menschen still, so gilt er als tot. Das Herz umfaßt aber auch im Denken des Menschen das ganze Innenleben: Hat jemand ein Herz, so ist er offen für alles Gute. – Ist es also ein Zufall, wenn sich gerade in unserer »herzlosen« Zeit auch die Erkrankungen dieses wichtigen Organs mehren?

Das Herz braucht viel gute und frische Luft. Auch Bewegung ist gesund, doch schadet übertriebene sportliche Betätigung oft mehr, als man wahrhaben will. Morgens tauche man die rechte Hand in kaltes Wasser und drücke sie ans Herz, bis die Kälte weg ist.

Ein ganz besonderes Mittel, dieses Organ zu stärken, ist der Saft der schwarzen Johannisbeere. Auch vom Melissengeist kann man zu diesem Zweck zweimal am Tage einige

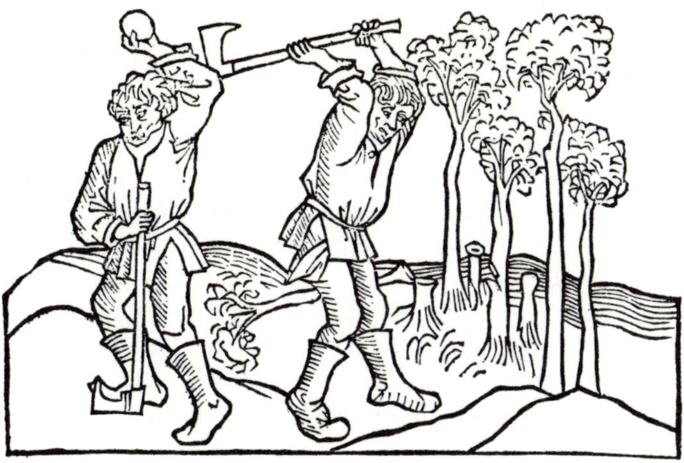

Tropfen auf Zucker nehmen. Bewährt hat sich ferner, je eine Handvoll Borretsch und Melissen mit je 60 Gramm Rosenwasser und Weinessig zu vermischen und alles zusammen im gut verschlossenen Topf leicht zu kochen. Mit diesem Absud wird ein Stück Leinwand angefeuchtet und auf die Herzgegend gelegt.

Gegen starkes Herzklopfen hilft es, zerstoßene grüne Melissen über die Brust zu legen. Ebenso wirkt Apfelsaft, den man tagsüber öfter in kleinen Schlucken nehmen sollte. Mit Zuckerwasser übergossene Lavendelblüten oder stark gesüßter Lavendeltee besänftigen das erregte Herz.

Das Blut

Blut ist ein kostbarer Saft,
und bestimmt die Lebenskraft.
Ist es zu wenig und nicht gut,
wird's Zeit, daß man dafür was tut.
Ist es zuviel und auch zu dick,
bedeutet das nun auch kein Glück.
Ist es zu dünn, was selten ist,
du ebenfalls in Nöten bist.
Drum tue etwas für dein Blut,
ich sag dir, das ist immer gut.

Früher wußte man: Wer viel Schwarzbrot, d. h. Brot aus Roggenmehl ißt, braucht sich um gesundes Blut nicht zu sorgen, denn dieses Getreide enthält bekanntlich einen Stoff, den unser Blut nicht entbehren kann. Glaubt man aber, ungesundes Blut zu haben – man erkannte das, wenn auch kleine Wunden und Kratzer nur langsam heilten – so trank man öfters Tee aus Brombeerblättern oder aus einer Mischung von Brombeer- und Himbeerblättern mit Ehrenpreis. Reinigend wirken daneben Birkenblättertee, den man süßen sollte, und Lindenblütentee.

Bei letztem kann man statt Wasser einen Viertelliter heißen Rotwein nehmen und diesen mit Traubenzucker süßen, will man seinem Blut nur einmal in der Woche etwas Gutes tun.

Empfehlenswert ist auch, allen Teearten, die man gerade trinkt, getrocknetes Heidekraut beizumischen.

Wer an Blutarmut leidet, sollte im Frühjahr nie auf Brunnenkresse und Feldsalat verzichten, dazu die blutreinigende Wirkung des jungen Löwenzahns nutzen. Seine feingeschnittenen Blätter werden unter andere Salate gemischt bzw. sein Saft in den Tee junger Brombeerblätter gepreßt. Blutreinigend und -bildend wirken auch alle Laucharten, die man grün oder gekocht verwenden kann.

Unter den Obstsorten lobt man vor allem die Äpfel und ihren Saft. Besonders zu empfehlen ist, einmal in der Woche geriebene Äpfel zusammen mit einem rohen Hühnerei zu verzehren.

Hat man mit irgendeiner Blutkrankheit zu tun, sollte man über drei Wochen fast täglich etwas Haferkost – etwa in Form von Haferflocken – essen. Auch der segensreiche Wacholder hat sich bewährt: Zerquetschte Beeren werden mit Zucker eingekocht und täglich von dieser Sülze ein Teelöffel voll genommen.

Wenn's im Bauch, Magen und Darm nicht stimmt

Wer gar zu sehr der Eßlust frönt,
der wird wohl nicht umsonst verhöhnt,
wenn ihn dann quält ein Magendrücken
und ihn im Bauche Schmerzen zwicken.
Doch unser Bauch ist etwas groß,
und da sind öfter Schmerzen los.
Da muß man's schon genauer nehmen
und sich zu einem Arzt bequemen.
Durch Schmerzen wird es oftmals klar,
wenn droht vom Bauche her Gefahr.

Mit anderen Worten: Weiß man, wo die Schmerzen herrühren und treten sie nur leicht und vorübergehend auf, so kann man sie getrost mit einem Hausmittel bekämpfen; kennt man aber ihre Ursache nicht und halten sie längere Zeit an, ist unbedingt der Arzt aufzusuchen, da etwas Schlimmeres dahinterstecken kann.

Bauchschmerzen

Bei plötzlichen Schmerzen hat es sich bewährt, heiße Kleie oder Heublumen in einem Leinensäckchen überzuschlagen. Tritt aber nach einer halben Stunde keine Besserung ein und schmerzt die rechte Bauchseite, hole sofort den Doktor. Sitzt der Schmerz in der Magengegend, so trinke zunächst in kleinen Portionen warmen Tee.

Kommen die Bauchschmerzen nach gutem Essen, helfen Kümmeltee, ein Gläschen Kümmelschnaps oder Zwiebeltinktur. Diese bereitet man, indem man frisch geschnittene

Zwiebeln mit etwas Kümmel in einem halben Liter Weingeist zehn Tage stehen läßt und dann durchseiht.

Bauchgrimmen wird bei Kindern meist durch Kümmeltee, bei Erwachsenen durch Königskerzentinktur oder – besonders während der kalten Jahreszeit – durch Lavendelöl behoben. Von Blüte und Kraut der Königskerze setzt man 10 Tage lang zwei Hände voll in einem halben Liter Weingeist an und nimmt davon bei Bedarf einen Teelöffel voll. Bei Lavendelöl läßt man Lavendelblüten zwei Wochen in gutem Öl ziehen.

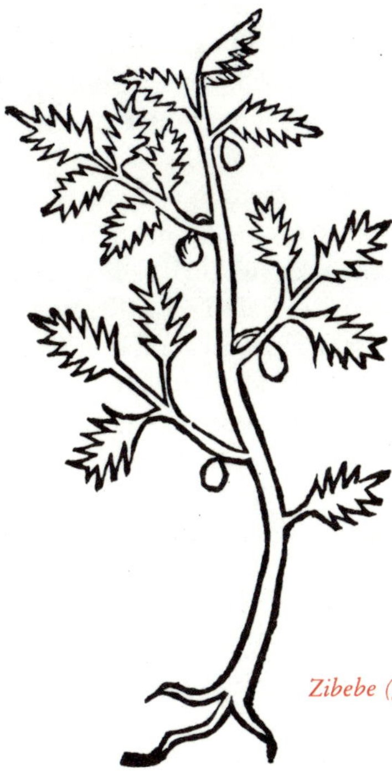

Zibebe (gr. Rosine)

Bei einem empfindlichen und schwachen Magen empfiehlt sich nach alter Erfahrung öfters eine Kur mit Wermuttee und -wein, wobei man den Tee morgens und ein Glas Wein abends trinken sollte. Gut ist es auch, zwei gehäufte Löffel zerdrückter Schlehenbeeren und einen Löffel Zibeben in einem Viertelliter Wasser bis zur Hälfte einzukochen, mit Zucker zu süßen und davon morgens und abends zu nehmen.

Die tägliche Tasse Pfefferminztee erspart vor allem denen Beschwerden, die infolge ihrer Arbeit viel sitzen müssen.

Gegen Sodbrennen, das bekanntlich durch Säureüberschuß im Magen verursacht wird, helfen Breitwegerich- oder Beifußtee, kleine Mengen verdünnter Milch, Rhabarber und trockenes Weißbrot.

Behält der Magen manche Speisen nicht, sind Rosmarintee und starker Kamillentee, zu dem man die doppelte Menge als üblich nimmt, sehr nützlich. Eine Nachkur mit einfachem Kamillentee hebt die Unpäßlichkeit dann völlig auf. Will der Magen schlecht verdauen, erweist sich der Saft von geriebenem Meerrettich als hilfreich.

Meerrettich gilt auch sonst neben Sauerampfer – man kaut einfach dessen Blätter – als bewährtes Mittel, das einen »guten Magen macht«.

Magenstärkend wirken vor allem Knoblauch und Kiefernnadel-Extrakt, von dem man täglich mehrmals einen Eßlöffel voll nimmt. Man füllt dazu eine Flasche je zur Hälfte mit Kiefernnadeln und mit Weingeist, seiht das Ganze nach 14 Tagen durch und vermischt es mit dem Saft des noch einmal ausgepreßten Rückstandes.

Ein Gläschen Wacholder-, Bärwurz- oder Enzianschnaps ersparen schon von vornherein die Magenverstimmung, die

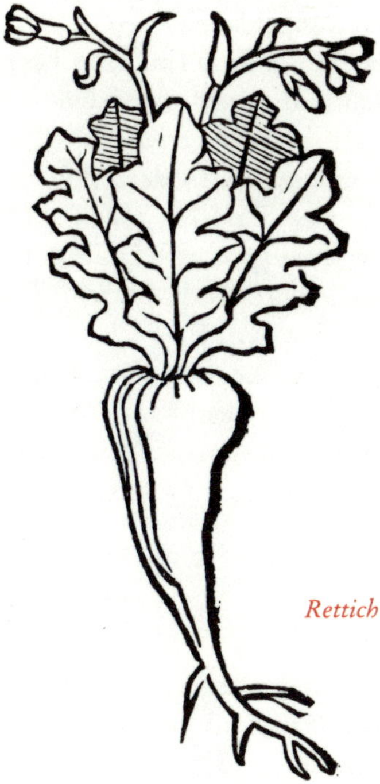

Rettich

sich nach reichlicher Mahlzeit einstellen kann. Enziankraut und -blüten lassen sich auch in Wein ansetzen, von dem nach jedem üppigen Essen ein Likörglas voll getrunken wird. Nach einer durchzechten Nacht stellt ein Löffel Marmelade, Konfitüre oder Zuckerwasser das nötige Gleichgewicht wieder her.

Wer an Magenkrämpfen leidet – solche treten bei jüngeren Menschen oft bei nervösen Störungen auf –, kann zu getrockneten Heidelbeeren, Schafgarbentee mit Melissengeist oder Kümmelöl greifen. Davon sollten zehn Tropfen in einem Achtelliter heißen Wein getrunken werden. Ähnlich wirken zehn Tropfen Kümmelschnaps.

Bei gelegentlichen Magenschmerzen allgemeiner Art lobt man ein Gläschen Holunderwein, eine Tasse Schlehenblütentee, den Rettich und seinen Saft oder einen heißen Umschlag aus Haferschleim und geriebenen Äpfeln.

Hartnäckige Schmerzen erfordern Bettruhe; dazu trinke man Tee von Holunder, Baldrian oder Pfefferminz und lege über den Magen warme geröstete Haferkörner.

Gegen Magenschmerzen mit Durchfall schabe Eicheln und vermenge sie mit einem Ei.

Eine Rollkur, 1 Stunde vor dem Frühstück, hilft bei Entzündung der Magenschleimhaut. Für sie ist eine Mixtur aus einem Achtelliter Wasser und je zehn Tropfen Arnikatinktur und Baldrian nötig.

Verstopfung, Durchfall, Blähungen

Schmerzen die Gedärme, trinke in kleinen Zügen Beifußwein, für den eine Handvoll des Krauts einen Tag lang in einem halben Liter Wein angesetzt wird. Echte Heilmittel sind ferner die Milch und alle ihre Produkte, so besonders die Suppe aus saurer Milch.

Wer seinen Darm gründlich reinigen und entgiften will, greife gelegentlich zum Sennesblättertee, der jedoch der Verträglichkeit wegen nicht zu stark sein sollte. Dr. Voll rät hier:

Weichst du die Blätter ein zwei Stunden,
wird kein Mißstand dann empfunden.
Dies Wasser kannst du schon genießen,
doch besser ist's, es wegzugießen.
Darauf die Blätter überbrüh'n.
Bekömmlichkeit lohnt dann die Müh'n.

Darmkatarrh läßt sich mit Schafgarbentee ausheilen. Die Kur (3 Tassen pro Tag) ist aber noch eine Woche nach Beseitigung des Übels fortzusetzen.

Verstopfung

Wie das Sprichwort sagt, halten Essen und Trinken Leib und Seele zusammen. Doch sollte daneben nicht in Vergessenheit geraten, daß auch der geregelte Stuhlgang für das allgemeine Wohlbefinden unerläßlich ist und der für seine Gesundheit viel gewinnt, der seine Verdauung in Ordnung hat.

Bevor man aber gleich zu einem Abführmittel greift – dies ist leider oft nicht zu umgehen –, kann man durch bewußtes tiefes Atmen, Einziehen der Bauchdecke und Rumpfbeugen versuchen, die Tätigkeit des Darmes anzuregen, und bei seinen Eßgewohnheiten folgendes beachten:

Früh etwas Butter im Kaffee
wirkt besser als so mancher Tee.
Noch etwas möchte ich eintrichtern:
Trink kaltes Wasser morgens nüchtern.
Und oftmals geht man auch nicht fehl
mit heißer Milch, Olivenöl.
Des Abends endlich rat' ich dir
zu saurer Milch, Joghurt, Kefir.

Als echte Hausmittel, einer Verstopfung entgegenzuwirken, waren daneben Beifußtee, Wermutwein, Haferschleim und Äpfel bekannt. Bei alten Leuten tut der Tee vom Tausendguldenkraut, den man zusätzlich auch mit Beifuß mischen kann, gute Dienste.

Daß Pflaumen die Verdauung fördern, weiß wohl jeder; besonders hilfreich aber ist folgendes Rezept:

Sechs dürre Zwetschgen, fein zum Naschen,
sechs Feigen, alles gut gewaschen,
läßt man in wenig Wasser weichen,
bis fünfzehn Stunden ganz verstreichen.
Dies eßt ihr spät noch in der Nacht;
ihr seht dann, daß Erfolg euch lacht.
Das Wasser auch dient zum Genuß
und bringt die Wirkung erst in Fluß.

Bei akuter oder chronischer Verstopfung fürchtete man zu Großmutters Zeit das Rizinusöl nicht, doch wußte man, daß es nicht zu oft angewendet werden sollte. Seine Wirkung läßt sich übrigens mildern, wenn man einen Apfel (vom Stiel zur Blüte) darunterschabt. Bewährt haben sich ferner die Tinktur aus der Enzianwurzel und Leinöl, das mit gleicher Menge eingekochter Preiselbeeren vermischt wird. Von erster nimmt man täglich dreimal 10 Tropfen, von letztem abends und morgens 2 Eßlöffel voll.

Vom Sennesblättertee war schon die Rede. Seine Wirkung hält länger an, wenn man darauf Rhabarber oder Äpfel ißt. Hingewiesen sei noch auf die Zwiebel, die im Essen reichlich verwendet werden sollte. Man kann sie aber auch rösten und gut warm auf den Magen legen. Oft genügt aber schon ein Zäpfchen aus Kernseife, das man in den After einführt.

Durchfall

Wer öfter vom Durchfall geplagt ist, sollte, will er dieses Übel endgültig beseitigen, zum Frühstück Himbeerblättertee trinken oder einmal folgende Kur probieren: Man wiegt einen Teil Walderdbeeren und die dreifache Menge Branntwein ab, läßt dies mehrere Stunden stehen und nimmt davon alle 4 Stunden einen Eßlöffel voll.

Altbewährt sind auch bei Bedarf die getrockneten und frischen Früchte der Eberesche, gedörrte Heidelbeeren, die besonders milde wirken, dazu der Tee von Enzian, Eiche oder, hat man sie zur Verfügung, Kirschenstielen. Bei der Eiche genügen für zwei Tassen Tee etwas Laub und ein Eßlöffel feingeriebene Rinde, bei den Kirschenstielen, die trocken aufzubewahren sind, pro Tasse ein Eßlöffel davon. Hilfreich ist dazu die Tinktur aus Gewürznelken (ein Teil) und Weingeist (drei Teile), von der täglich dreimal 5 Tropfen genommen werden.

Bei sehr anhaltendem Durchfall wird empfohlen, die Wurzel der Königskerze in rotem Wein zu sieden und diesen warm zu trinken. Kommt der Durchfall nach einer Magenverstimmung, nützen Baldriantee und Baldriantinktur, jede Stunde zehn Tropfen auf Zucker.

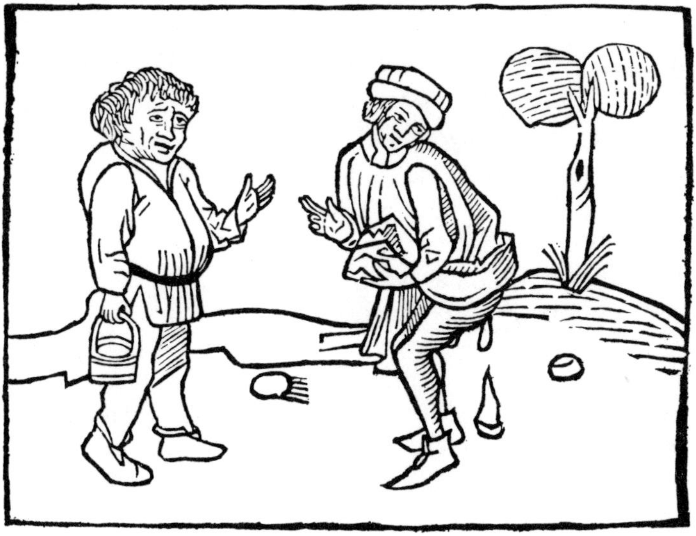

Blähungen lassen sich leichter und schneller beseitigen, als man denkt, denn eine der folgenden Teesorten hat man sicher auch heute noch in jedem Hause. Verwenden kann man Anis-, Fenchel- und Kümmeltee, aber auch den Tee aus Kamillen, Johanniskraut oder Salbei. Geschätzt werden ferner Enzianschnaps (dreimal täglich ein Gläschen) und aus Dillsamen gewonnenes gelbes Öl, das besonders bei kolikartigen Blähungen wirkt.

Etwas komplizierter und langwieriger ist folgendes Mittel: Man füllt in eine Flasche zwei Hände voll Minze, eine Handvoll zerstoßenen Kümmel, zwei kleingeschnittene Orangenschalen und einen Liter Branntwein, propft sie fest zu und stellt sie drei bis vier Wochen an die Sonne. Der Inhalt wird durch ein Tuch in eine andere Flasche gefiltert, der vom Satz ausgepreßte Saft dazugegossen und zuletzt Zucker zugefügt.

Würmer

Wenn das Kind ist blaß und fahl,
nasenbohrt gar viele Mal,
wenn's bald kalt ist und bald warm:
hat es Würmer in dem Darm.
Ein Zeichen noch, das oft drauf weist,
ist, daß es nachts im After beißt.

Nun gibt es zwar mehrere Arten von Würmern, die im menschlichen Darm schmarotzen, und diese befallen nicht nur die Kinder, sondern auch die Erwachsenen – immer aber ist gehörige Reinlichkeit das oberste Gebot.

Die Würmer selbst kann man durch rohe Zwiebeln, Ka-

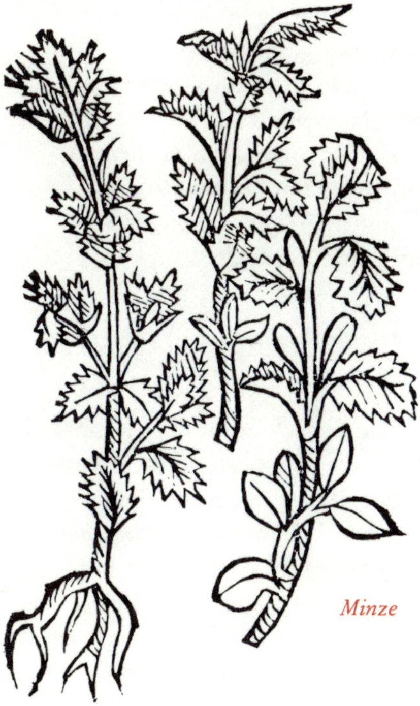

Minze

rotten, Erdbeeren und Kürbissamen bekämpfen. Nützlich sind starker Wermuttee, viel Baldriantee oder Baldriantropfen. Dazu lobte man folgendes Mittel: Man vermischt zwei Eßlöffel geriebene Meerrettichwurzel mit einem Eßlöffel Essig und einer halben Tasse Wermuttee und trinkt dieses am Abend.

Dr. Voll rät auch zu Klistieren und stellt fest:

Zunächst kann es da sehr viel nützen,
Kaltwasser in den Darm zu spritzen.
Nach kurzer Zeit wird es entleert,
die Aftergegend abgekehrt

mit einer guten, kern'gen Seife,
daß man die Eier ja abstreife.
Und dann wäscht man zum guten Ende
mit viel Sorgfalt seine Hände.
Man kann die Würmer auch verlieren
nach Knoblauch- und Tabakklistieren.
Davon nimmt man 'nen kräftigen Sud,
um auszutilgen diese Brut.

Hämorrhoiden

Zwar sind die Ursachen für dieses Übel allgemein bekannt, doch werden sie meist auch von denen zu wenig beachtet, die davon betroffen sind. Anfällig ist von vornherein, wer zu einer sitzenden Lebensweise gezwungen ist, seine Speisen unmäßig würzt und gerne scharf trinkt, oder wer ständig etwas zur Beförderung des Stuhlgangs nehmen muß. Folgende Mittel dürfen als bewährt gelten, nicht immer aber wird man in besonders hartnäckigen Fällen ohne den Arzt auskommen können.

Am wirksamsten erwiesen sich warme Sitzbäder und Klistiere, auf die man auch heute noch nicht verzichten sollte. Für Sitzbäder eignen sich vor allem: Wurzeln und Blätter des Löwenzahns, die ja bis zum Spätsommer zur Verfügung stehen; das Kraut der Feldkamille (hier trinke man zusätzlich Kamillentee und mache mit diesem Klistiere); das Heidekraut, das zur Blütezeit gesammelt und auch als Tee getrunken wird; das Kraut der Schafgarbe, von der Blüten und Blätter zusätzlich als Tee Verwendung finden. (Blüten und Blätter kann man auch auf äußere Hämorrhoiden legen.)

Hilfreich sind auch die Wacholderbeeren, deren Absud

man kurmäßig trinken und zugleich zum Klistieren nehmen sollte.

Eine wirksame Salbe stellt man her, indem man Schweinefett zum Schmelzen bringt, Schafgarbe, Löwenzahnblätter und einige Tropfen Arnikatinktur hineingibt, nach fünf Minuten die Kräuter wieder abschöpft und das Fett erkalten läßt.

Zuletzt noch ein alter Brauch, der wohl seinen guten Sinn hatte: Leute, die von Hämorrhoiden geplagt waren, durften nicht weich sitzen. Man erhitzte vielmehr zu Großmutters Zeit einen Stein oder einen Deckel, legte ihn auf die Stubenbank und wenn diese erwärmt war, nahm der Patient darauf Platz.

Leistenbruch

Bei einem Leistenbruch ist es unerläßlich, einen Arzt beizuziehen. Bevor aber dieser erscheint, empfiehlt Dr. Voll als erste Hilfe:

Hat einer schwere Last gestemmt,
daß sich sein Bruch hat eingeklemmt,
muß er sofort sich sehr gut betten.
Ein kalter Umschlag kann ihn retten.
Die Kälte zieht ja alles ein,
drum wird des Darmes Inhalt klein.
So kann man alsbald seine Schlingen
mit leichter Müh' zurückebringen.
Wenn dieses Mittel hat betrogen,
leg dich auf Knie und Ellenbogen,
dann strömt von selbst zurück das Blut.
Der Schaden wird dann oftmals gut.

Störung von Leber, Galle und Nieren

Selten wird der Laie in der Lage sein, die genaue Art der Erkrankung festzustellen, ist eines dieser wichtigen Organe nicht mehr in Ordnung. Hat er aber den Arzt konsultiert, so kann es sich zusätzlich zu dessen Anordnungen als nützlich erweisen, auch auf die Erfahrung der Voreltern zurückzugreifen.

Leber

Daß jede Form von Alkohol Gift für die Leber darstellt, während Milch und Quark, abwechslungsreich zubereitet, bei Leberleiden wahre Wunder wirken, braucht wohl nicht betont zu werden.

Weniger bekannt sind heute die heilende Kraft und vielseitige Verwertbarkeit des Löwenzahns. Seine jungen Blätter eignen sich bis zum Herbst als Salat und zusammen mit den Blüten als Tee. Man sollte auch die Blätter an einem schattigen Ort trocknen, sie dann zu Pulver zerreiben und davon täglich einen Teelöffel voll in Milch nehmen. Ferner darf die gute, altbewährte Kamille nicht vergessen werden. Täglich mehrmals eine Tasse Kamillentee getrunken, läßt manches Leberleiden gar nicht erst aufkommen.

Sofern es sich nicht um Leberschrumpfung handelt, ein weiteres Mittel: Man legt Eichenlaub, das man vom Frühjahr bis Juni pflückt, einen Tag ins Wasser, kocht dieses kurz auf und trinkt davon täglich dreimal ein Likörglas voll.

Bei Leberschmerzen schafft Wärme meist schnelle Linderung. So schätzte man früher die Bauchbinde und legte sie auch nachts nicht ab. Daneben machte man möglichst heiße Umschläge, für die man mit Wasser überbrühte Ahornblätter in ein Tuch band oder Tücher mit Apfelwein, Milch und Wasser (zu gleichen Teilen vermischt) anfeuchtete.

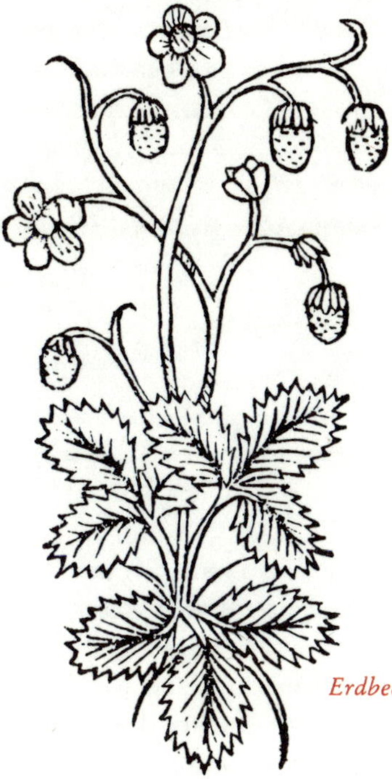

Erdbeere

Beginnt sich die Haut gelb zu färben und wird der Stuhl graugelblich, deutet das auf Gelbsucht hin, bei der besondere Vorsicht, d. h. ärztliche Hilfe geboten ist.

Als Hausmittel schätzt man dabei Aloe mit Molke von Ziegenmilch, Apfelmolke aus Apfelwein und saurer Milch bzw. Quark, dann verschiedene Tees und Säfte.

Für Tees eignen sich gut Brennesseln, Erlenblätter, Erdbeerkraut (ungesüßt, dann mehrmals täglich eine Tasse!) und Wermut. Säfte gewinnt man aus blühendem Augentrost, Spitzwegerich – von ihm nimmt man am Tag mehrere Eßlöffel voll –, aus Kraut und Blüte des Knöterichs – ihn verdünnt man mit einem gleichen Teil Wasser. Auch gekochter Möhrensaft ist hilfreich.

Empfohlen wird ferner, öfter Suppe oder verdickte Brühe aus Erbsen zu essen. Wem es gegeben ist, kann zwei- oder dreimal am Tag 5 bis 10 Tropfen Terpentinöl auf Honig einnehmen.

In manchen Teilen Europas gelten auch Lavendelblüten, mit Zuckerwasser übergossen, als bewährtes Mittel.

Galle

Nicht jeder, dem ab und zu einmal »die Galle überläuft«, hat ein Gallenleiden, und er sollte froh sein. Wer aber tatsächlich davon betroffen ist, kann sich mit Nutzen folgender alter Hilfen erinnern:

Bei Gallenleiden sollte man morgens eine gehäufte Handvoll Korinthen essen, sie aber vorher waschen. Gute Dienste leisten der Wermuttee und der Saft junger Hopfenreben, mit Zucker oder Molke vermischt, dazu das Terpentinöl. Von ihm nimmt man täglich auf Zucker drei bis vier Tropfen.

Kurmäßiges Trinken von Möhrensaft stärkt und reguliert den Gallenfluß. Ähnlich wirkt Orangensaft, der auch die Steinbildung verhindert.

Gegen Gallensteine (aber auch Blasen- und Nierensteine) setzt man Kraut und Wurzeln des Löwenzahn in Weingeist an, läßt dies 14 Tage stehen und seiht es ab. Bei Bedarf sind täglich dreimal 5 Tropfen in einem halben Weinglas voll Wasser angebracht. Doch hilft bei Gallensteinen ebenso der Tee aus Schöllkraut.

Nieren

Um die Nieren in ihrer Tätigkeit zu unterstützen, gebe man Johanniskraut in gutes Öl und lasse es drinnen, bis sich das

Öl nach etwa fünf bis sechs Tagen rot anfärbt, davon nehme man täglich einmal fünf Tropfen.

Bei Nierenentzündungen und anderen Nierenbeschwerden sollte man Tag und Nacht ein Katzenfell tragen. Dies bringt Erleichterung und unterstützt die Wirkung aller anderen Mittel. So zum Beispiel der verschiedenen Teesorten, welche man bei Beschwerden aus dem Salbei, den Blättern und Blüten der Schlüsselblume, Birkenblättern, oder je zur Hälfte aus Blättern und Blüten des Holunders bereiten kann.

Nierenreinigend wirken alle Rettichsorten wie auch die Radieschen. Dazu schenkt uns die Natur gegen Nierensteinleiden im Frühjahr jungen Löwenzahn, im Spätsommer die Preiselbeere, die, frisch oder eingemacht, auch bei anderen Nierenkrankheiten hilft. Vom Löwenzahn zerkleinert man Kraut und Wurzeln, preßt sie aus, vermischt den Saft mit der doppelten Menge Weinessig und filtert nach drei Tagen das Klare ab. Im allgemeinen genügen davon täglich drei bis fünf Tropfen, bei Schmerzen aber nehme man die Tropfen zweimal am Tag.

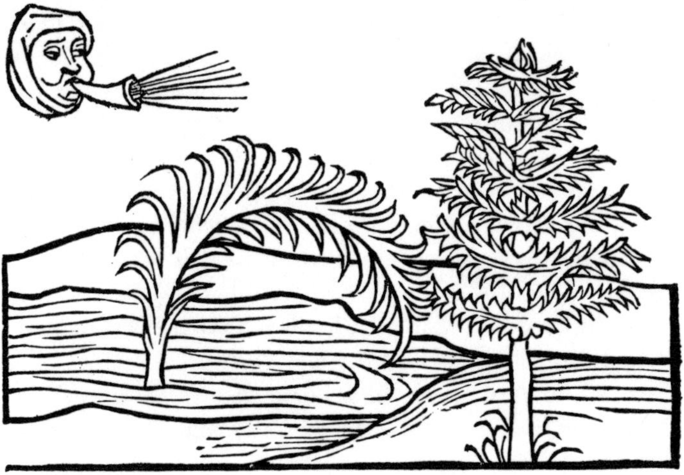

Wie Koliken zu behandeln sind

Koliken sind fürchterlich
und man krümmt vor Schmerzen sich.
Doch wenn du früh das Zwicken spürst,
oft selber damit fertig wirst.
Fehlt's aber wirklich schon zu weit,
dann ist für Doktors Kunst die Zeit.

Bei Koliken und Krämpfen aller Art ist nach langer Erfahrung die Tinktur der Schafgarbe sehr heilsam: Man füllt eine Flasche aus hellem Glas zu einem Drittel mit je gleicher Menge Blüten und Kraut dieser Pflanze und zu zwei Dritteln mit Weingeist, gießt das Ganze nach zehn Tagen ab und bewahrt die fertige Tinktur in einer dunklen Flasche auf. Zur Vorbeugung nimmt man davon täglich zweimal 5 Tropfen, bei Anfällen jedoch 15 Tropfen (in Wasser).

Als vorbeugend und heilend ist auch die vertraute Kamille bekannt. Bei Bedarf sind täglich dreimal mindestens eine Tasse, am Abend jedoch zwei Tassen Tee angebracht. Man kann sie daneben in feinem Öl ansetzen, nach drei Tagen abfiltern und davon täglich dreimal 4 bis 5 Tropfen trinken. Ähnlich wirken Tee und Öl aus Blüte und Kraut der Königskerze, herzustellen wie die Kamillentropfen.

Einen besonders guten Erfolg bei Schmerzen verspricht auch Kümmel. Sein Absud (ein Eßlöffel voll pro Tasse), ein wenig mit Honig versüßt, ist ebenso anwendbar wie Kümmelschnaps, von dem man täglich mehrmals bis 20 Tropfen nimmt.

Ein anderer Rat: Man gebe in zwei Tassen Pfefferminztee einen Eßlöffel Fenchel oder einen Teelöffel Kümmel, dazu einen Eßlöffel Kamille, und koche das noch einmal auf. Dann füge man zwei Eßlöffel Melissengeist bei und trinke den Tee, solange er gut warm ist.

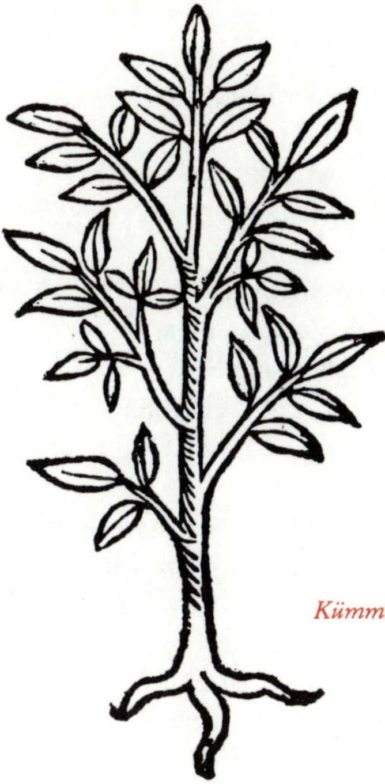

Kümmel

Bekannt ist nicht zuletzt der Nutzen der Haferschleimsuppe, von überzuckerten Orangen bzw. Orangensaft und des Eichenlaubs. Von diesem legt man 10 bis 12 Blätter in einen Viertelliter Bier, das man nach einer halben Stunde trinken sollte.

Zuckerkrankheit

Hat man Zucker in dem Blut,
so ist das für niemand gut.
Man fühlt sich immer müd' und matt,
ißt sehr viel, doch wird nicht satt.
Der Riesendurst wird nie gestillt,
so daß der Harn in Strömen quillt.
Es lichtet plötzlich sich das Haar,
ins Auge kommt der graue Star.
Der Kranke gibt oft – mit Vergunst –
von sich als wie von Obst den Dunst.

Der Zuckerkranke konnte früher schon nicht ohne den Arzt auskommen, als diese Krankheit bei den einfachen Leuten noch seltener war. Dies gilt natürlich auch heute, wo der Diabetes – nicht zuletzt infolge ungesunder Lebensweise und Ernährung – schon fast eine Volkskrankheit geworden ist. Da die Schulmedizin gerade hier große Fortschritte gemacht hat, halte man sich zunächst unbedingt an die Anweisung des Doktors. Doch braucht man deswegen nicht ganz auf die Hilfen verzichten, die uns die Natur gibt:

Die Bohnen sind eines dieser Mittel. Aus ihren getrockneten Hülsen wird ein Tee gemacht, den man ungesüßt trinkt.

Andere nützliche Teesorten sind Blutreinigungstee, der immer etwas Hagebuttenschalen enthalten sollte, der Tee der Gemeinen Goldrute, bekannt auch als »St.-Peter-Stab« oder »Heidnisches Wundkraut«, und vor allem der Brombeerblätter. Letzter wird dem Kranken bald große Erleichterung verschaffen, wenn er ihn stets als Frühstück wählt und zusätzlich abends ein Täßchen davon trinkt.

Von Blasenleiden und Wassersucht

Blasenbeschwerden

Litt man zu Großmutters Zeit an Blasenschwäche oder hatte mit diesem Organ andere Schwierigkeiten, so kannte man ein einfaches, aber sehr erprobtes Mittel: Man nahm jeden Tag ein gut warmes Sitzbad aus Heublumen und sorgte auch sonst durch eine Leibbinde dafür, daß der Unterleib warmgehalten wurde.

Altbewährt bei Blasenleiden jeder Art sind ferner Rettich, Knoblauch, Johanniskraut und Gurkensamen.

Den Rettich zerschneidet man, bestreut seine Teile mit Zucker und preßt sie nach etwa zehn Minuten aus. Vom gewonnenen Saft nimmt man am Morgen und am Abend je einen Eßlöffel voll.

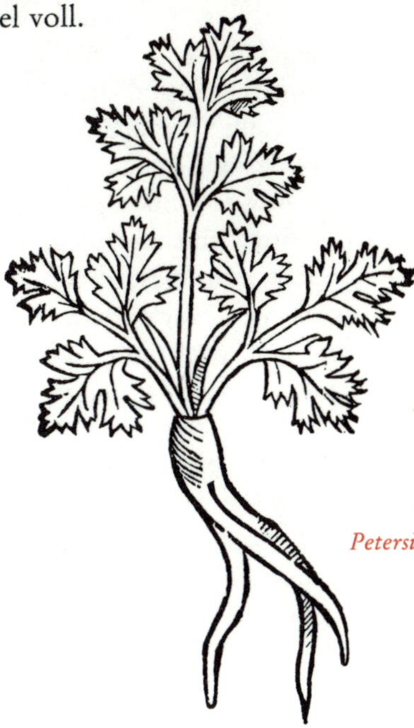

Petersilie

Bei Knoblauch empfiehlt sich kurmäßige Anwendung des Saftes oder von Perlen.

Das Johanniskraut hilft in Form von Tee oder von Johanniskrautöl, von dem täglich dreimal 5 Tropfen genügen. Von den Gurkenkernen nimmt man einen gestrichenen Eßlöffel voll, übergießt sie mit einer Tasse kochendem Wasser, läßt den Sud gut fünf Minuten ziehen und trinkt ihn in kleinen Schlucken.

Als harntreibende Mittel kannte man u. a. Birkenblättertee, von dem man täglich eine Tasse nüchtern trinken sollte, Brunnenkresse und Meerrettich, dazu Erbsensuppe, deren Wirkung sich verstärken läßt, wenn man einen Schluck Bier nachtrinkt.

Bei Harnbrennen und verhaltenem Harnen sollte man pro Tag zweimal 5 Tropfen Rosmaringeist in Wasser oder auf Zucker nehmen. Man erhält ihn, wenn man zwei Hände voll Rosmarinblätter in einem halben Liter Weingeist einen Monat lang im Dunkeln stehen läßt und dann abseiht.

Hilfreich sind ferner alle Rübenarten, besonders die Weiße Rübe, auch Stoppelrübe genannt. Am besten preßt man jeweils den Saft heraus und mischt ihn mit etwas Zucker. Ein weiteres Mittel sind zu Pulver zerstoßene Eicheln. Die Wirkung läßt sich verstärken, wenn man aus gebrannten und geriebenen Eicheln Kaffee zubereitet. Schließlich verwendete man auch den Absud von Petersilienwurzeln und -kraut, um das Harnen zu erleichtern.

Ein anderes Übel, das vor allem die Kinder befällt, ist die unwillkürliche Entleerung der Blase während des Schlafes, das Bettnässen. Soweit es durch eine nervliche Störung verursacht wird, sollte man erst diese mit Güte zu beseitigen versuchen. Ansonsten rät Dr. Voll:

Daß die Blase bleibe leer,
gib abends trockne Kost nur her.
In leichten Fällen kann's gelingen,
die Heilung dadurch zu erzwingen.
Des Bettes Fußend' hochzustellen,
genügt in vielen andren Fällen.
Die Blase wird da hochgehoben,
des Wassers Schwerpunkt wird verschoben;
den Blasenmuskel kann's nicht drücken,
die Heilung siehst du mit Entzücken.
Auch untertags muß man drauf passen,
zweistündlich muß 's Kind Wasser lassen.
Man halte ein die Zeit ganz peinlich;
so wird das Kind von selber reinlich.

Doch auch echte Hausmittel sind bekannt, das Bettnässen zu beseitigen:

Als recht hilfreich erweisen sich fünfzehnminütige warme Sitzbäder mit etwas Zinnkraut und geschabter Eichenrinde.

Bewährt ist ferner der Tee aus Zinnkraut und Wacholderbeeren, von dem man dreimal täglich eine halbe Tasse (warm oder kalt) trinkt. Für ihn kocht man in einem dreiviertel Liter Wasser zehn Minuten eine Handvoll Zinnkraut und etwa 20 zerquetschte Wacholderbeeren. Ein anderer Rat: Vom Bettnässen geplagten Kindern und Erwachsenen gibt man gleich nach dem Abendessen folgendes Getränk. Man kocht 30 Gramm getrocknetes Eichenlaub 5 Minuten in einem Viertelliter Wasser und läßt dies 10 Minuten ziehen. Damit sollte man sich mindestens 14 Tage kurieren, auch wenn das Übel inzwischen geheilt ist.

Wassersucht

Wassersucht ist nicht ganz ungefährlich, deshalb gilt es schon ihre ersten Anzeichen zu beachten:

Es fängt der Leib an manchen Stellen
so ganz unmerklich an zu schwellen.
Am obern Lid, am Knöchel außen
sieht man das Wasser fast mit Grausen.
Ein Zeichen, das oft überseh'n:
Man muß des Nachts sehr oft aufsteh'n.

Wer täglich in kleinen Mengen Apfelmost trinkt, hat das beste Mittel gegen Wassersucht im Gebrauch. Bekannt ist auch die Anwendung verschiedener Tees, so von Wermut, der mit etwas Honig gesüßt wird, getrockneten Bohnenhülsen oder Holunder, wobei in diesem Fall Blüten, Blätter und Blattstengel gesammelt werden. Ihre Wirkung läßt sich steigern, gibt man pro Tasse drei bis fünf zerquetschte Wacholderbeeren hinzu.

Zu allen Zeiten nutzte man ferner den Knoblauch – man sollte abends davon eine Zehe essen und einen Schluck Milch nachtrinken –, den Rettisch – gesalzen oder mit Salz und Essig gewürzt –, dazu den Meerrettich in jeder Form. Ein besonderes Rezept: Man nehme einen Löffel geriebene Meerrettichwurzel, lasse sie eine Stunde in einem halben Liter Rotwein stehen, trenne dann den Wein vom Bodensatz und trinke ihn auf zweimal.

Nicht zuletzt sei auf den simplen Löwenzahn und die Brennessel verwiesen, deren Nützlichkeit und Heilkraft weit unterschätzt werden. Besonders wirksam sind die Löwenzahnblätter mit weniger ausgeprägter Zahnung. Sie sollten im Frühjahr (vor der Blüte) mit anderen Salaten gegessen oder getrocknet als Tee verwendet werden. Die Brennessel eignet sich für Spinat oder Tee. Auch lassen sich ihre getrockneten Blätter mit Erdbeerblättern mischen, wobei man auf drei Teile Brennesselblätter einen Teil Erdbeerblätter nimmt.

Rheuma, Gicht und Gelenkschmerzen

Rheuma

Nicht jedes Reißen im Körper deutet auf Rheuma hin, wie der Laie gern annehmen möchte; deshalb sollte jeder, der über einen längeren Zeitraum hinweg ein schmerzhaftes Ziehen spürt, unbedingt den Arzt konsultieren.

Bewährt haben sich bei Rheuma zunächst verschiedene Tinkturen, so die mit Veilchen-, Wacholder- oder Arnikazusätzen.

Für die Veilchentinktur mischt man den Saft der (ganzen) noch nicht voll ausgeblühten Pflanze mit der gleichen Menge Weingeist. Nach zehn Tagen wird das Helle abgegossen, gutverschlossen aufbewahrt und bei Bedarf zu je 10 Tropfen in Tee eingenommen.

Dies gilt auch von der Wacholdertinktur aus einem Teil zerdrückter Beeren und drei Teilen Weingeist, die zugleich ein gutes Einreibemittel ist.

Mit der Arnikatinktur – sie sollte nur äußerlich verwendet werden – reibt man die kranke Stelle ein, bis die Haut sich erwärmt hat, und deckt dann ein kühles Tuch darüber.

Früher legte man ferner die Blätter der Roßkastanie auf und band ein erwärmtes Tuch über, oder man schüttete den Absud von einem halben Liter Tannen- oder Fichtennadeln in das Badewasser.

Wer weiß wohl heute noch, daß auch der Kamillentee bei Rheuma helfen kann, wenn man zusätzlich auf rheumatische Stellen einen gut warmen Kamillenabsud auflegt? Geschätzt wird daneben der Birkenblättertee, rein oder zur Hälfte mit Bohnenschalen ergänzt. Man trinkt am Abend abwechselnd eine Tasse desselben und eine Tasse Lindenblütentee.

Wer viel vom Rheuma geplagt ist, sollte außerdem nicht vergessen, im Frühjahr mehrmals Brunnenkresse (als Salat) zu essen. Das gleiche gilt für die Erdbeere, bei der man auch noch den Tee der Blätter trinken sollte.

Gicht

Das Zipperlein der großen Zeh'
tut nun einmal furchtbar weh.
Bei Tage ist es meistens gut,
doch nachts, da tobt der Schmerzen Wut.
Schlimm ist auch noch, erbarm' dich Gott,
dabei der bösen Leute Spott.
Da heißt's, der hat zu viel gepraßt,
der hat das Wasser stets gehaßt.
Doch einen Trost will ich euch geben:
Ein Gichtiker soll lange leben.

Ein wahrer Segen für die Gichtkranken, bei denen sich besonders in der Knorpel- und Gelenkgegend Harnsäure abgelagert hat, sind seit alters Bäder aus den Heublumen des Altheus oder aus Kiefernnadeln, dazu Bäder in trockenem heißen Sand. Für ein Kiefernnadelbad überbrüht man einen halben Liter Nadeln in einem größeren Gefäß mit kochendem Wasser, läßt alles erkalten und gießt dann den (geseihten) Absud ins Badewasser.

Als einfach und erprobt gilt auch eine Apfelweinkur. Mindestens zwei bis drei Wochen trinkt man dabei täglich einen Viertelliter Apfelwein, der mit einem Viertelliter Milch vermischt ist. Dann beginnt man, die gichtigen Stellen mit Apfelweinessig einzureiben oder damit getränkte Watte überzubinden.

Wirksam ist ferner, sich mehrmals täglich mit Arnikatinktur einzureiben, einige Tropfen Baldriantinktur einzuneh-

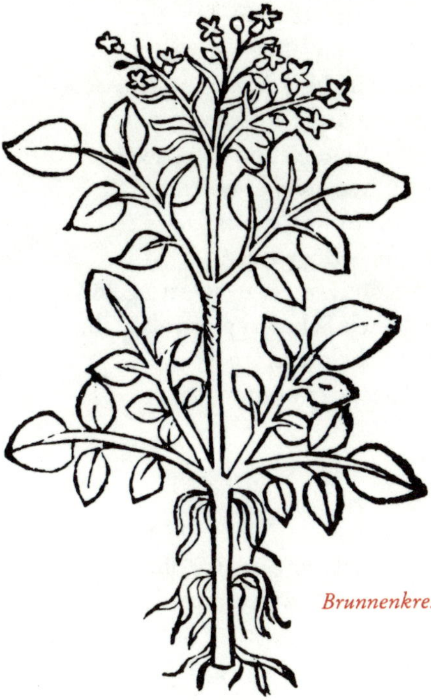

Brunnenkresse

men oder täglich eine Tasse Birkenblättertee zu trinken. Dazu vermischt man reines Terpentinöl zu gleichen Teilen mit Honig und gibt dem Gichtkranken davon täglich zweimal 8 bis 10 Tropfen.

Hexenschuß

Über dieses Übel schreibt Dr. Voll mit launigem Humor:

Das Hexchen in des Herzens Schrein
wird immer schön und lieblich sein.
Doch wenn die Hex' ins Kreuz geschossen,
so ist das stets ein arger Possen.
Die Schmerzen, diese furchtbar schweren,
wird trock'ne Hitze stets abwehren.
Hoch ist die Gattin hier zu preisen
mit ihrem warmen Bügeleisen.
Statt schön des Herren Haar zu striegeln,
muß sie ihm seinen Schmerzpunkt bügeln.
Sie spricht mit Schelmerei im Ton:
»Jaja mein Schatz, das kommt davon.«

Wadenkrämpfe

Beim Wadenkrampf, mit dem wohl jeder einmal Bekanntschaft macht, sollte man sich an folgenden Rat erinnern:

Ihr müßt, wenn euch dies Leid erkoren,
die Fersen in das Bett fest bohren.
Und um die Schmerzen ganz zu bannen,
müßt ihr die Beine fest anspannen;
recht tüchtig, 's ist erst dann genug,
wenn ihr darinnen spürt den Zug.
Damit wir's euch noch recht beschreiben,
die Fersen soll'n beisammen bleiben.
Dann muß die Füß' man auswärts drehn
und sieh', der Schmerz wird bald vergehn.
Kannst du aus deinem Bette springen,
wird oft die Heilung dir gelingen.
Auch dann wird sich der Krampf entladen,
wenn man nach aufwärts streicht die Waden.

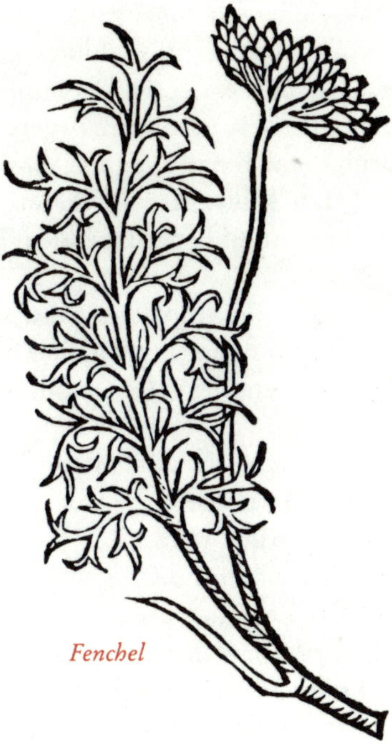

Fenchel

Gelenkbeschwerden

Entzünden sich die Gelenke oder werden sie steif, dann helfen nach alter Erfahrung Kiefernnadelbäder. Dabei gebe man einen guten Liter der Nadeln ins heiße Badewasser und bade, sobald man die Temperatur ertragen kann, mindestens eine Viertelstunde. Bei Versteifung der Gelenke bewährt sich, mindestens eineinhalb Stunden lang einen Umschlag aus (zerdrücktem) Zwiebelbrei aufzulegen oder Johanniskrautöl einzureiben, dem man eine Prise Kochsalz beigemengt hat.

Gegen Gelenkschmerzen allgemeiner Art bindet man frische Blüten und Kraut der Schlüsselblume über, bei Schmerzen oder Versagen der Kniegelenke empfiehlt es sich, in Wasser gekochte Fenchelwurzel aufzulegen. Speziell bei Gelenkrheuma bringt eine Einreibung mit Arnikatinktur große Erleichterung. Dazu sollte man in diesem Fall zusätzlich einen blutreinigenden und harntreibenden Tee trinken.

Hat sich das Fußgewölbe einmal gesenkt, so sind im allgemeinen Schuheinlagen unumgänglich. Wie man aber Plattfüßen vorbeugen kann, ersieht man aus Dr. Volls Büchlein:

Wir müssen schon zuerst darauf sehen,
sie zu beseit'gen im Entstehen,
wobei man darauf merken muß,
recht sehr zu kräftigen den Fuß.
Da lob' ich mir das Zehenbeugen,
Fußrollen auch wird gut sich zeigen.
Geh'n auf des Fußes äußerm Rand
wird auch mit viel Erfolg verwandt.
Ein gutes Mittel sag' ich noch:
Legt oftmals eure Beine hoch.
Dreimal im Tag 'ne Viertelstunde;
ihr dankt mir sehr für diese Kunde.
Doch hat man Schmerzen schon im Fuß
nimmt heißes Bad noch den Verdruß.

Wie man seine Nerven beruhigt

Je mehr ruhige Stunden sich der Mensch verschaffen kann, desto gesünder sind seine Nerven. Sie zu beruhigen und zu stärken, ging man zu Großmutters Zeit, bot sich etwa am Sonntag die Gelegenheit, zwei bis drei Stunden an einem rauschenden Bach spazieren oder hielt sich am Feierabend unter rauschenden Bäumen auf.

Dem Städter wird das heute nicht mehr ohne weiteres möglich sein, doch sollte gerade er sich bei der Hektik des modernen Lebens wenigstens am Wochenende die Zeit nehmen, in einer ruhigen Gegend einen längeren Spaziergang zu machen. Besser wäre es noch, jeden Tag bei einem spätabendlichen Gang die Nerven zu erholen. Stören dabei unbequeme Geräusche, kann man ja Watte in die Ohren stecken. Im übrigen können auch monotone Geräusche, wie das Klopfen von Regentropfen, Beruhigung herbeiführen.

Nervenstärkend wirken Baldriantee, in diesem Falle kalt getrunken und mit Zucker und Zitronensaft verbessert, oder Salbeitee, dessen Wirkung sich noch erhöhen läßt, wenn man ihm ein Stückchen Zimtrinde beifügt.

Daß auch der Kamillentee die Nerven stärkt, ist weniger bekannt. Gegen Nervenleiden aller Art kann man auch folgende Tinktur verwenden: Man setzt zwei Hände voll Kamillen in einem halben Liter Weingeist an, stellt dies sieben Tage in die Sonne, seiht es und nimmt von der Tinktur täglich dreimal nach dem Essen 5 Tropfen.

Gute Nervenmittel sind Apfeltee und Apfelkaffee. Den Tee stellt man her, indem man einen Apfel in Stücke schneidet, mit einer Tasse heißem Wasser übergießt, fünf Minuten ziehen läßt und Zitronensaft und Zucker dazu gibt. Den Apfelkaffee bekommt man, wenn man kleine getrocknete und geröstete Apfelwürfel durch die Kaffeemühle dreht und

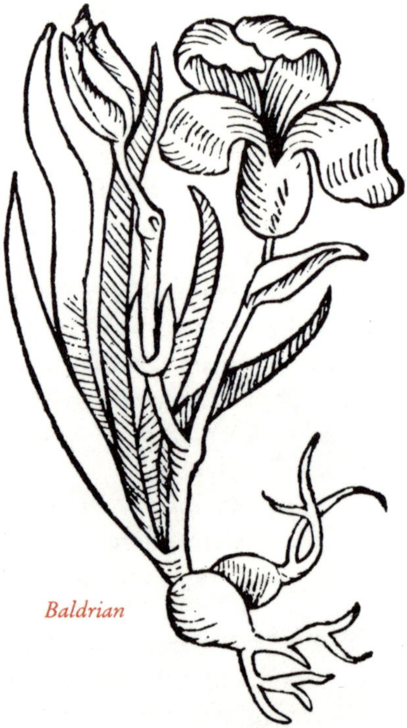

Baldrian

aufkochen läßt. Man trinkt ihn mit Milch und Zucker und kann ihn auch mit anderen Kaffeesorten mischen.

Bewährt bei allen Nervenleiden hat sich außerdem die Preiselbeere, die man in jeder Form genießen kann. Auch Rosmarinblätter, 14 Tage in gutes Öl gelegt und dann davon täglich dreimal 5 Tropfen genommen, haben eine ausgezeichnete Wirkung. Nicht zuletzt zu empfehlen sind Kiefernnadelbäder, die die Nerven stärken und beruhigen.

Wenn man keinen Schlaf findet

Schlafmittel gibt's 'ne Legion,
Da sag' ich ernst: Die Hand davon!
Doch zu Hausmitteln kann ich raten,
denn diese bringen niemals Schaden.

Ist heute vom Tablettenmißbrauch die Rede, denkt man hauptsächlich an Schmerzmittel, aber auch an Schlafmittel. Hier aber gilt es, schon den Anfängen zu wehren, da jedes Übel einmal klein beginnt.

Darum gleich an erster Stelle der Rat Dr. Volls:

Im Anfang schon muß ich es lehren,
man kann den Schlaf manchmal entbehren.
Drum muß man öfters drein sich fügen,
mit wenig Schlaf sich zu begnügen.
Und läßt man sich dadurch nicht stören,
wird bald der Schlaf von selbst einkehren.

Als natürliche Voraussetzung für gesunden Schlaf sollte man beachten, am Abend seinen Sorgen nicht einfach ihren Lauf zu lassen, den Kopf nicht mit Wissen vollzustopfen und vier Stunden vor dem Zu-Bett-Gehen keine schwer verdaulichen Speisen zu sich zu nehmen. Andererseits ist es förderlich, den Tag mit einer ruhigen Beschäftigung zu beenden, einen kurzen Gang ins Freie zu machen oder etwas Sport zu treiben. Beim Einschlafen sollte man versuchen, auf der rechten Seite zu liegen. Ferner gilt nach Dr. Voll:

Wer abends rohes Obst genascht,
ist vom Erfolg oft überrascht.
Erdbeeren, Äpfel, Apfelsinen,
sie können prächtig dafür dienen.

Ein guter Schlaf wird auch geschenkt,
wenn man die Fenster blau verhängt.

Gegen Schlaflosigkeit selbst kannten unsere Vorfahren u. a. verschiedene Tees, doch ist hier einige Geduld notwendig, da es oft länger dauert, bis sich der sichere Erfolg einstellt. Sehr gut wirken etwa Baldriantee und Baldriantinktur, von denen man täglich vor dem Schlafengehen eine Tasse bzw. 10 Tropfen (auf Zucker, in Wasser oder Kamillentee) nimmt. Bewährt hat sich auch, den Tee von Holunderblüten und -blättern kurmäßig zu trinken. Ein anderer Rat: Man presse

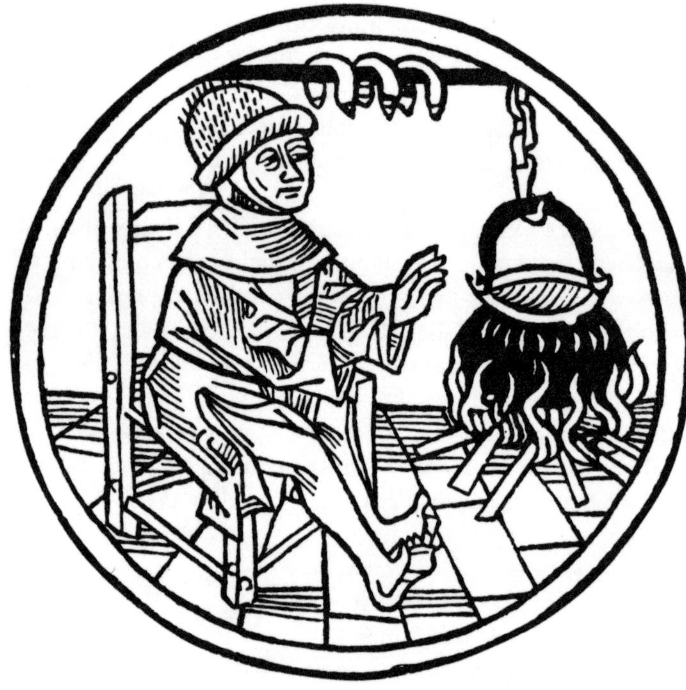

aus Majoran den Saft und ziehe einige Tropfen vor dem Schlafengehen in die Nase auf. Das ist ein sofort wirkendes Mittel.

Seit alters weiß man, daß es den Schlaf fördert, am Abend Brust und Beine kalt zu waschen. Wer es verträgt, kann in dieser Richtung noch mehr tun:

Mit einem Umschlag, kühl und feucht,
hat man auch oft sein Ziel erreicht.
Gut lohnt sich folgender Versuch:
Man legt aufs Bett ein woll'nes Tuch,
ein nasses drauf, gut ausgewrungen,
das Hemd dann hoch und reingesprungen.
Die Tücher dann um dich gewunden
und Schlummer hast du bald gefunden.

Verhindern kalte Füße den guten Schlaf, sollte man sie kurz in kaltes Wasser stecken und danach trocken und warm reiben. Wacht man immer wieder durch störende Geräusche oder Lärm auf, empfiehlt es sich, Wachs um einen Faden zu knoten, dies mit Watte zu umhüllen und in die Ohren zu stecken.

Frauenleiden

Zuletzt ein Wörtchen im Vertrauen
für unsere geplagten Frauen.
Was weiß denn so ein Mannsbild schon?
Sie reden gar nicht viel davon,
doch auch sie haben ihre Schwächen,
die oftmals sich gar bitter rächen.
Großmutter kannte schon die Leiden
und wußte sie, wie folgt, zu meiden:

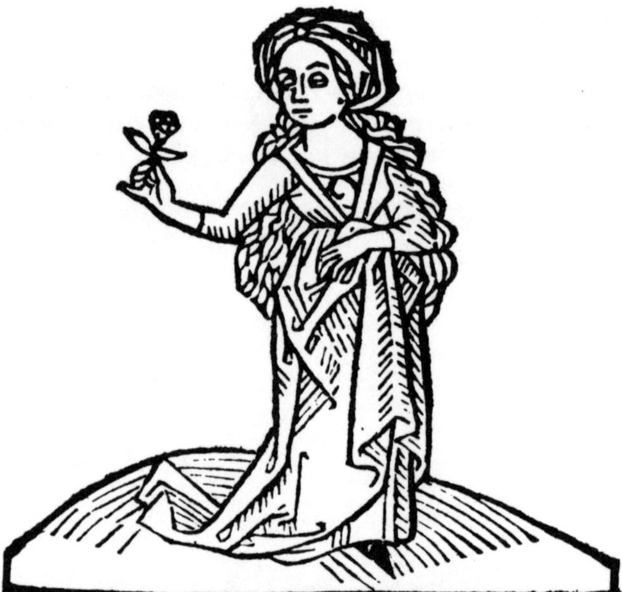

Bei gestörter Menstruation trinke man Wermuttee. Man kann ihm etwas Schafgarbenblüten und -kraut beifügen, sollte ihn aber nicht süßen.

Ein starker Tee von Schafgarbenblüten und -kraut stellt die Menstruation wieder her. Man füge auch ein wenig Johanniskraut bei, wodurch der Tee eine leicht rötliche Färbung erhält. Gleiche Wirkung hat Wacholderöl, von dem man täglich öfters (bis fünfmal) 3 bis 5 Tropfen nimmt. Man gibt dazu einen Achtelliter zerquetschte Wacholderbeeren in einen halben Liter guten Öls, läßt das Ganze drei Tage stehen und verrührt es noch einmal gut. Gewarnt sei vor dem Absud des Segenbaums, da dieser sehr giftig sein kann und im wesentlichen damit nicht mehr erreicht wird als mit der Schafgarbe oder mit Wacholderöl.

Ist die Menstruation zu reichlich, dann trinke man den Absud von Eichenrinde, wobei man ein handgroßes Stück mit drei Tassen Wasser kurz aufkochen läßt.

Gegen die Beschwerden der Wechseljahre wurde zwar früher ein Tee von Wacholderbeeren und Schafgarbe getrunken, heute zieht man aber am besten den Arzt bei, der dafür besseren Rat und Mittel weiß.

Quetschungen und Prellungen

Bei Quetschungen und Prellungen sind seit alter Zeit folgende Hausmittel bekannt:

Ist keine offene Wunde vorhanden, so sollte man am Tag etwa fünfmal eine gute Minute Apfelweinessig umschlagen oder öfters ohne Druck die allbekannte Arnikatinktur einreiben.

Gute Einreibungsmittel sind auch Veilchentinktur – man setzt für sie Blüten und Kraut in Weingeist an – und Wacholdertinktur aus den Beeren, einigen Nadeln und Weingeist.

Lindernd und heilend wirkt ferner die Auflage von angefeuchteter Melisse oder von mit Weinessig verknetetem Schwarzbrot (Roggenbrot).

Ist eine Wunde vorhanden, decke man sie mit einem Läppchen ab und füge dem Apfelweinessig (s. o.) etwas Milch bei.

Bei Verrenkungen braucht man den Arzt. Zur Linderung der Schmerzen kann man aber die obengenannte Veilchentinktur zum leichten Einreiben verwenden.

Ein Wort zur Körper- und Schönheitspflege

Wer etwas auf sein Äußres schaut,
der pflegt sein Haar und seine Haut.

Ein »sauberes« Mädchen und ein schmucker Bursch haben noch nie ihren Eindruck verfehlt, und so ist es selbstverständlich, daß man auch zu Großmutters Zeit gepflegt aussehen wollte. Aber statt teure Kosmetika zu nehmen – auch die heute wieder in Mode gekommenen Naturpräparate sind nicht gerade billig – behalf man sich mit einfacheren Mitteln, wenn man glaubte, etwas für sein Äußeres tun zu müssen.

Hautpflege

Käufliche Gesichtswasser und -masken waren früher auf dem Lande unbekannt. An ihrer Stelle schätzte und nützte man die Wirkung der Kräutertees:

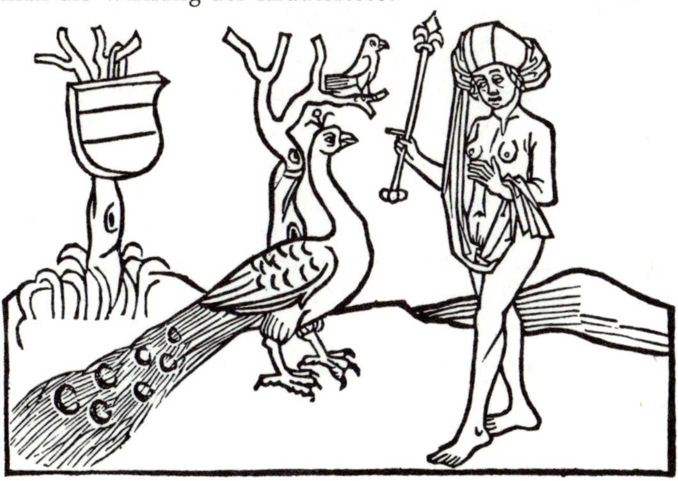

Um die Gesichtshaut aufzufrischen, wäscht man sie täglich zweimal mit Schafgarbentee, den man zunächst eintrocknen läßt und dann mit Wasser abwäscht. Bei unreiner Haut nimmt man dafür Kamillentee und massiert ganz leicht mit wenig Schweineschmalz nach.

Ein gutes Gesichtswasser, das fest in die Haut eingerieben werden soll, ergibt auch der Absud von Birken- und Erdbeerblättern. Ferner hat sich bewährt, einen geriebenen Apfel, mit etwas feingestoßener Zwiebel vermischt, auf Hände und Gesicht aufzulegen und dies nach fünf Minuten wieder abzuwaschen. Unterstützen läßt sich die Behandlung, wenn man ab und zu eine Tasse Blutreinigungstee trinkt.

Gesundes Haar

Voraussetzung für kräftigen Haarwuchs bildet immer gehörige Reinlichkeit. Heute kann man ja zwischen verschiedenen Shampoos wählen, die jeweils andere Wirkung versprechen, früher wusch man dafür einfach das Haar mit Kernseife und massierte den noch mit Schaum bedeckten Kopf mit einer Bürste.

Ob man Locken mit der Schere brannte oder einen Lockenstab verwendet, viele Moden schaden auf irgendeine Weise dem Haar und ein wirksames Haarwasser ist und war deshalb stets willkommen. Ein gutes Haarwasser bekommt man, wenn man kleingeschnittene junge Brennesseln in Regenwasser ansetzt, dies einige Zeit in die Sonne stellt und dann abseiht. Weitere Rezepte überliefert Dr. Voll:

Weil die Brennesseln alle loben,
sei dieser Rat noch eingeschoben:
Man trocknet sie und reibt sie fein
und legt sie dann in Essig ein.

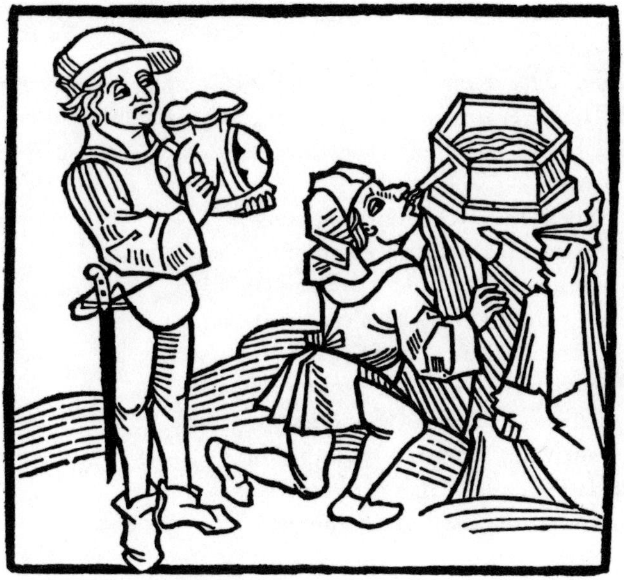

Von diesem Kraut vier volle Hände
auf einen Liter Essig spende.
Dies koche tüchtig fünf Minuten,
Erfolg hast du davon 'nen guten.
Und auch die Wurzeln von den Kletten,
sie sollen deine Haare retten.
Zieh' sie mit Spiritus nur aus;
ein gutes Mittel ist im Haus,
wenn man noch Glyzerin zusetzt
und sich sein Haupthaar damit netzt.
Zweimal genäht hält immer besser,
drum schüttet man die beiden Wässer,
das von den Nesseln und den Kletten
in ein Gefäß. Ich will drauf wetten,
daß diese beiden im Verein
dem Haar den besten Schutz verleihn.

Damenbart

Gegen »Haare auf den Zähnen« hat man zwar bisher vergeblich nach einem Mittel gesucht, bei lästigen Haaren im Gesicht des weiblichen Geschlechts aber rät Dr. Voll:

Vor allem muß ich's euch verweisen,
die bösen Haare auszureißen.
Am besten wirkt, sie zu vertreiben,
wenn man mit Bimsstein sie tut reiben.
Man kann sich nur vorm Nachwuchs retten,
wenn man die Haut tut tüchtig glätten.
Natürlich sei man auf der Hut,
sich nicht zu scheuern bis aufs Blut.
Hat lang genug man's fortgesetzt,
kommt's zur Beseitigung zuletzt.

Statt des Bimmsteins gibt es inzwischen wohl einfachere Möglichkeiten, doch hat zumindest die Mahnung der Eingangsverse bis heute ihre Gültigkeit behalten.

Sommersprossen

»Nehmt Froschlaich, Krötenzungen kohibiert,
im vollsten Mondlicht sorglich destilliert.
Und wenn er abnimmt, reinlich aufgestrichen,
Der Frühling kommt, die Tupfen sind entwichen.«

Dieses Rezept aus dem Munde des Mephisto dürfte zwar nicht jedermanns Sache sein, doch zeigt es, mit welchen abstrusen Mitteln man versuchte, die Sommersprossen loszuwerden. Dabei gab es auch früher schon bessere Möglichkeiten, das Übel erfolgreich zu bekämpfen.

So hat es sich bewährt, das Gesicht öfter und über einen längeren Zeitraum hinweg mit dem Saft einer Zitrone, des Meerrettichs oder des schwarzen Rettichs einzureiben. Auch das Auflegen von feingeschnittenem Rettich ist gut.

Ein anderes altes Mittel erhält man, wenn man eine Handvoll Kraut und eine kleine Wurzel der Petersilie in einem Liter Wasser ansetzt, in einer Flasche oder gut verschlossenem Glas acht Tage in die Sonne stellt und damit täglich morgens und abends das Gesicht einreibt.

Wer mehr Zeit hat, kann auch folgendes ausprobieren: Man läßt eine Fingerspitze gewöhnlichen Rauchtabak in einem Viertelliter Wasser einen Tag lang stehen, rührt um und bestreicht sich damit das Gesicht. Nach einer Stunde wäscht man sich wieder ab und wiederholt das täglich dreimal. Oder man trägt eine Mischung von Kochsalz und Zitronensaft auf, reibt sie nach einer Viertelstunde in die Haut ein und wäscht nach zwei Stunden das Gesicht.

Leidet jemand unter einer roten Nase, sollte er sich an Dr. Volls Rat erinnern:
Am besten wirkt, glaubt mir es wohl,
Fettseife mit dem Ichthyol.
Die sollst verreiben du zu Schaum,
der liegen bleibt auch nachts im Traum.
So wird die Nase oft gebleicht
und mit Geduld das Ziel erreicht.

Lästiger Schweiß

Zwar soll Schweißabsonderung gesund sein und deshalb nie völlig unterbunden werden, doch ist lästiger Fußschweiß nicht nur für den von ihm Betroffenen unangenehm. Gegen ihn kannte man folgende Mittel:

Man verrührt geriebene Eichenrinde mit gleichen Teilen Wasser und Weinessig und läßt das Ganze einen Tag lang stehen. Davon fügt man dem Fußbad einen Viertelliter bei. Oder man mischt die Rinde mit Franzbranntwein zu einer Paste, streicht diese auf die Fußsohlen und zwischen die Zehen und wischt sie nach einer halben Stunde wieder ab. Bewährt hat es sich auch, einen Absud von Birkenblättern in das Fußbad zu gießen.

Bei Füßen, die trocken und heiß sind, sollten ein wenig Senfmehl oder Heublumen ins Bad, damit die erforderliche Hautatmung wieder hergestellt wird.

Der Schweiß an den Händen ist meist das Zeichen irgendwelcher nervöser Störungen. Wer diesen also vermeiden will, muß zuerst die Ursache beseitigen.

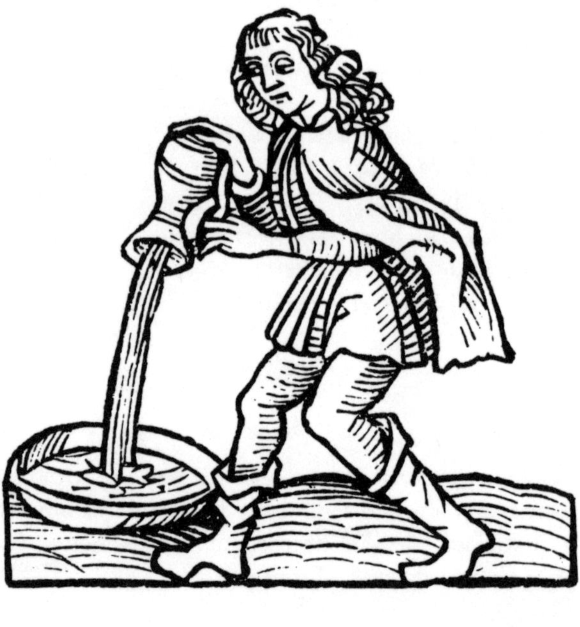

Anhang

Gesundheitstees

Zwar erhält man heute in Apotheken und Drogerien komplizierte Mischungen von Gesundheitstees, doch fragt man sich mit Recht, ob diese wirksamer und bekömmlicher sind als die Sorten, welche man sich aus heimischen Kräutern zusammengestellt hat. Wichtig ist es dabei, nur bekannte Kräuter zu sammeln, diese im Schatten zu trocknen und dann in verschlossenen Gefäßen aufzubewahren.

Welchen gesundheitlichen Segen folgende Haustees bringen können, wird man bald mit Genugtuung vermerken – auf ihre besondere Verwendungsmöglichkeit verweist jeweils die Überschrift.

Schmackhafter Frühstückstee:

Kamille (1 Teil)
Hagebuttenschalen (2 Teile)
Apfelschalen (2 Teile)

Frühstückstee für die Wintermonate:

Pfefferminz (1 Teil)
Spitzwegerich (3 Teile)
Lindenblüten (1 Teil)

oder: Kamille (1 Teil)
Kümmel (½ Teil)
Brombeerblätter (3 Teile)

Gesunder Haustee zum täglichen Gebrauch:

Brombeerblätter (3 Teile)
Himbeerblätter (3 Teile)
Erdbeerblätter (1 Teil)

Täglicher Tee für Frauen:

Johanniskraut (3 Teile)
Schafgarbe (1 Teil)
Wacholderbeeren (¼ Teil)

Täglicher Tee für Männer:

Apfelschalen (1 Teil)
Brennesselblätter (1 Teil)
Brombeer- oder Himbeerblätter (2 Teile)
Löwenzahnblätter (1 Teil)

Täglicher Tee für Kinder:

Brombeerblätter (2 Teile)
Himbeerblätter (2 Teile)
Hagebuttenschalen (1 Teil)
Spitzwegerich (1 Teil)

Für Kinder ist im übrigen den Sommer über Kamillentee und im Winter Pfefferminztee mit etwas Spitzwegerich sehr zu empfehlen.

An sehr kalten Tagen:

Birkenblätter (1 Teil)
Spitzwegerich (1 Teil)
Hagebuttenschalen (2 Teile)
Holunderblüten und -blätter (2 Teile)

An heißen Tagen:

Erdbeerblätter (1 Teil)
Löwenzahnblätter (1 Teil)
Johanniskraut (1 Teil)
Brombeerblätter (1 Teil)

Zur Magenpflege:

Baldrian (1 Teil)
Wermut (1 Teil)
Holunderblüten und -blätter (1 Teil)

Für die Organe des Unterleibes:

Einige Körnchen Speisekümmel
Johanniskraut (3 Teile)
Baldrian (1 Teil)
Holunderblüten und -blätter (1 Teil)

Man kann alle diese Teesorten mit Zucker oder – noch besser – mit Honig süßen.

Bei Grippe läßt man für jede Tasse 5 zerquetschte Wacholderbeeren mitziehen.

Salben

Erste Haussalbe:

Man läßt ein halbes Pfund Butter zergehen, verrührt darin 5 Eßlöffel Honig sowie ein daumengroßes Stück Fichten- oder Tannenpech und fügt noch je eine Handvoll Kamillen und Holunderblätter bei. Das Ganze sollte einen Tag stehen, bis es richtig steif geworden ist. Dann wird es wieder gewärmt, durch ein Sieb gerührt und mit einem Likörglas Arnikatinktur vermischt. Die so gewonnene Salbe hilft besonders bei kleinen Wunden und Verletzungen.

Zweite Haussalbe:

Man läßt zwei Handvoll getrockneter Holunderblüten und -blätter und eine Handvoll Johanniskraut in einem Viertelliter heißen Wasser ziehen, verrührt die abgegossene Flüssigkeit mit einem Viertelpfund frischer Butter und gibt ein Likörglas Arnikatinktur sowie einen gehäuften Eßlöffel Mehl dazu. Diese Salbe hat sich vor allem bei Sehnenzerrungen, Verstauchungen und Schmerzen im Unterleib, Hals oder auf der Brust bewährt, kann aber auch gut bei Hautabschürfungen und kleineren Riß- und Schnittwunden verwendet werden.

Dritte Haussalbe:

Man löst Rindschmalz und Tannen- oder Fichtenpech zu gleichen Teilen miteinander auf, gibt dazu den Saft von 50 Wacholderbeeren und einen Eßlöffel Rum, und eine gute Salbe für kleinere Geschwüre und eiterige Hautstellen ist fertig. Trägt man diese auf ein Leinenläppchen auf, hat man gleich ein gutes Wundpflaster.

Tinkturen

Soweit in diesem Buch Tinkturen genannt sind, handelt es sich um Kräuteransätze in Weingeist oder Weinbrand. Auf die Zubereitung und Verwendungsmöglichkeiten der wichtigsten wird im folgenden eingegangen. Sie reichen im allgemeinen für die Hausapotheke aus, Baldriantinktur kauft man am besten in der Apotheke.

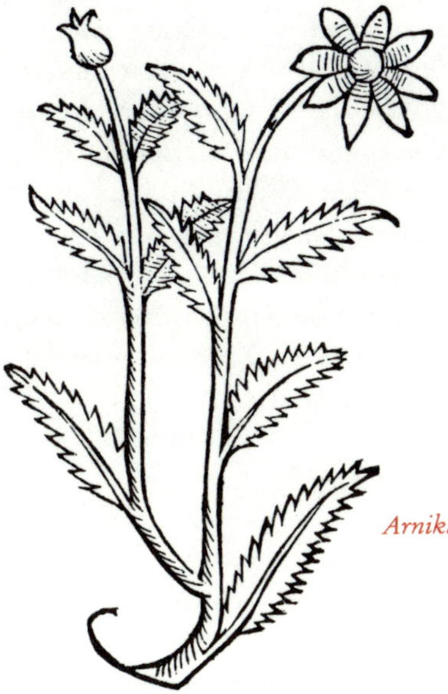

Arnika

Arnikatinktur:

Man füllt eine farblose Flasche zu einem Drittel mit frischen Arnikablüten, zu zwei Dritteln mit Weingeist und stellt sie 10 bis 14 Tage ans Fenster. Dann gießt man die Flüssigkeit in eine andere Flasche ab und erhält so eine Tinktur, die man äußerlich anwenden kann. Für die innerliche Anwendung nimmt man statt Weingeist besser Weinbrand und läßt die Arnikablüten nicht länger als 10 Tage in der Flasche. Doch trinke man davon nur einmal am Tag jeweils 10 Tropfen in einem Likörglas Wasser und dies auch nur in Fällen, wo es ausdrücklich geraten wird.

Holundertinktur:

Holundertinktur läßt sich auf verschiedene Weise herstellen:

Entweder man füllt die Flasche zu einem Drittel mit Holunderblüten sowie zwei oder drei -blättern und zu zwei Drittel mit Weinbrand und setzt dies 10 Tage an, oder man verwendet ein Viertel schwarzer Holunderbeeren und drei Viertel Weinbrand und stellt das Ganze sechs Tage ans Licht. Von beiden Tinkturen kann man jeweils zehn Tropfen auf Zucker oder in einem Likörglas Wasser einnehmen.

Zur äußeren Anwendung bei Schwellungen, Verrenkungen, Prellungen und Sehnenzerrungen empfiehlt es sich, die Blüten und Blätter 14 Tage mit Weingeist anzusetzen.

Wacholdertinktur:

Man braucht dazu ein Drittel zerdrückter Wacholderbeeren sowie zwei Drittel Weinbrand und stellt den Ansatz fünf bis zehn Tage ans Fenster; dann gießt man das Klare ab und bewahrt es in einer dunklen Flasche auf. Wegen der Schärfe kann auch diese Tinktur nur tropfenweise (am besten 5 bis 8 Tropfen) auf Zucker genommen werden.

Löwenzahntinktur:

Die Löwenzahntinktur hat sich vor allem bei Lebererkrankungen bewährt. Die Flasche wird dabei bis zur Hälfte locker mit frischen Löwenzahnblättern gefüllt und mit Weingeist vollends aufgegossen. Sie sollte nun zehn Tage im Licht, wenn auch nicht direkt am Fenster oder in der Sonne stehen, bevor der Ansatz gefiltert wird. Bei Bedarf nimmt man davon täglich einmal nach dem Essen 15 Tropfen in einem Likörglas Wasser.

Johanniskrauttinktur:

Man setzt ein Drittel Johanniskrautblüten und -blätter mit zwei Drittel Weinbrand an. Färbt sich die Flüssigkeit nach etwa acht Tagen rot, seiht man sie durch und verdünnt sie nochmals mit einem Drittel (der Gesamtmenge) abgekochten Wassers. Besonders Frauen kann empfohlen werden, davon täglich ein Likörglas voll zu trinken.

Hagebuttentinktur:

Für diese Tinktur, die nach 8 Tagen gebrauchsfertig ist, verwendet man zerdrückte Hagebutten und Weinbrand. Davon nimmt man bei Nierenleiden einen Eßlöffel voll in einem Täßchen Tee oder 5 bis 8 Tropfen auf Zucker.

Schafgarbentinktur:

Frische Blüten und ein wenig Kraut der Schafgarbe werden mit der gleichen Menge Weinbrand angesetzt und nach vier Tagen abgegossen. Bei getrockneter Schafgarbe genügt für den Ansatz ein Drittel. Davon sind täglich einmal zehn Tropfen auf Zucker oder in einem Likörglas Wasser besonders Frauen zu empfehlen.

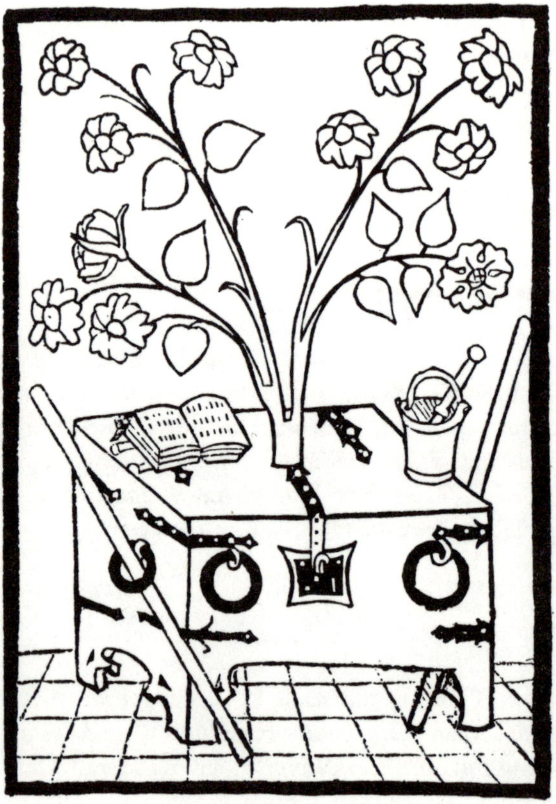

Nachwort

Weist uns die Erinnerung an Großmutters Zeit nicht recht eindringlich darauf hin, wie weit wir uns schon von den Hilfen der Natur abgewandt haben? Ist es nicht des Nachdenkens wert, ob unser Verhalten und unser Verhältnis zur Natur noch richtig ist? Zwar wird heute der Erholungs- und Freizeitwert der Natur wiederentdeckt, doch war früher auch das übrige Leben mehr oder weniger mit ihr verbunden: Nach ihr richteten unsere Vorfahren ihr Leben aus und aus ihr nahmen sie ihre guten und bewährten Mittel und Bräuche zum Gesundbleiben und Gesundwerden.

Warum beachteten sie im Frühjahr die Fastenzeit so streng und schluckten am Palmsonntag drei geweihte Weidenkätzchen von der Palmgerte? Sie gaben damit dem Körper die Gelegenheit, die Schlacken des Winters abzustoßen und sich innerlich zu reinigen. Warum war es der Brauch, daß beim Haus eine Holunderstaude stehen mußte und das Rosmarinstöckl sowie bestimmte Kräuter im Bauerngärtlein nicht fehlen durften? Weil man sie gut kannte und vernünftig gebrauchte, um gesund zu bleiben. Warum wurde ferner ein Wiesenstück nicht gemäht und dort das kranke Vieh geweidet? Es suchte sich selbst die heilenden Kräuter.

Großmutter hatte immer die wertvollen Kräuter und Tinkturen im Haus, in das der Arzt sehr selten geholt werden mußte. Sie wußte, was gute Vorsorge und Vorbeugung bedeutete. Wo wären auch unsere Vorfahren hingekommen, wenn sie bei der mangelnden Hygiene und den vielen drohenden Infektionen nicht die Hilfen der Natur genutzt hätten?

Weist auch heute nicht zurück, was die Natur an gesunderhaltenden und heilsamen Mitteln anbietet. Sie können ein Segen sein. Holt euch auf eueren Spaziergängen die nötigen Kräuter heim. Mit Absicht wurden in diesem Buch nur die bekannteren Pflanzen angeführt. Sammelt davon aber nur, was ihr wirklich kennt, die anderen lassen sich ja leicht in Apotheke und Drogerie besorgen.

Zwiesel, im Frühjahr 1977

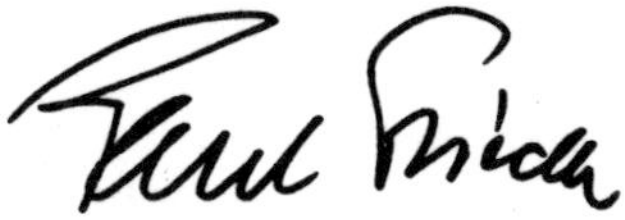

Verzeichnis der Stichwörter

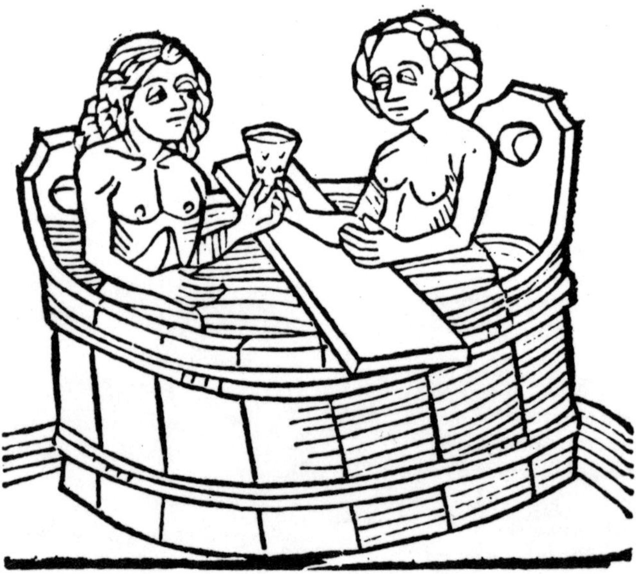

4. Auflage
ISBN 3-475-52191-1

Das Buch erscheint in der Reihe »rosenheimer raritäten«. Es wurde gedruckt von Georg Wagner in Nördlingen und gebunden von Hans Klotz in Augsburg. Die Illustrationen sind Wiegendrucke der Drucker aus Augsburg und Basel, das Vorsatzpapier ist ein Wiegendruck aus Basel. Den Schutzumschlag gestaltete Ulrich Eichberger in München mit einem Wiegendruck aus Ulm.